医学疾病诊疗与药物应用

于春玲 等 主编

汕头大学出版社

图书在版编目（CIP）数据

医学疾病诊疗与药物应用 / 于春玲等主编 . -- 汕头：
汕头大学出版社，2022.5
ISBN 978-7-5658-4676-2

Ⅰ．①医… Ⅱ．①于… Ⅲ．①用药法 Ⅳ．① R452

中国版本图书馆 CIP 数据核字（2022）第 085947 号

医学疾病诊疗与药物应用
YIXUE JIBING ZHENLIAO YU YAOWU YINGYONG

主　　编：于春玲　等
责任编辑：黄洁玲
责任技编：黄东生
封面设计：梁　凉
出版发行：汕头大学出版社
　　　　　广东省汕头市大学路 243 号汕头大学校园内　　邮政编码：515063
电　　话：0754-82904613
印　　刷：廊坊市海涛印刷有限公司
开　　本：710mm×1000mm　1/16
印　　张：9.75
字　　数：165 千字
版　　次：2022 年 5 月第 1 版
印　　次：2023 年 3 月第 1 次印刷
定　　价：198.00 元
ISBN 978-7-5658-4676-2

编委会

主　编　于春玲　任　菁　黎乃维

　　　　王泽军　秦玉琴　王淑娟

副主编　白　浩　苑艳梅　胡　朝

　　　　寇自娟　鲁仪品　闫小莉

　　　　吴完婷　刘一萌　邓飞彪

编　委　徐斯盛

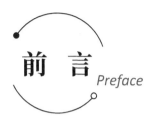

前 言 *Preface*

　　随着人民生活水平的提高及对身体健康的重视，公众对医疗保健服务的要求越来越高。而药物作为当今疾病治疗的主要手段之一，在发挥防病治病作用的同时，又不可避免地会影响或损害患者的身体。如何安全合理地使用药品，已经成为备受关注的焦点。为了提高医药工作人员临床用药水平，进一步满足医务工作者的实际临床需求，保证患者用药安全有效，编委参阅了大量医药文献，并结合临床用药现状和实践经验，倾力合著此书。

　　本书主要包括：常见临床症状、问诊、体格检查、辅助检查诊断、调剂与合理用药、药物配伍与临床用药指导。本书具有简明、实用、内容新颖等特点，对临床常见疾病的诊断和治疗具有指导意义，适合我国各级临床医生、医学研究生、实习医生阅读参考，亦可作为医学院校教学参考用书。

　　由于编者的水平有限，书中难免存在错误或不足之处，敬请广大读者批评指正。在此，特向关心和支持本书出版的专家和同仁致以诚挚的感谢。

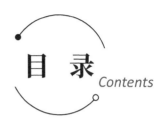

目 录
Contents

第一章　常见临床症状

第一节　发热

人体核心温度或体表温度升高超出正常范围，我们就定义为发热。在社区医疗中，大多数发热的病因为感染，包括病毒感染和细菌感染，但也可见于某些非感染性疾病。按照发热存在的时间，发热可被分为急性发热和慢性发热。急性发热以感染性疾病更为常见，而慢性发热可见于慢性感染以及非感染性疾病，如自身免疫性疾病、某些肿瘤以及药物源性发热等。

一、流行病学

发热是社区医疗和医院急诊科就诊的急性病人最常见的主诉之一。大部分病人（92%）的病情比较清晰，主要为感染性疾病。部分病人发展为慢性发热，有些病人长时间找不到病因而成为"不明原因发热（FUO）"。但随着诊断水平的提高，FUO 比例已经明显下降，由 20 世纪 30 年代的超过 75% 下降到 50 年代的不足 10%。在早期，不明原因发热主要见于各种特殊感染。近 30 余年的慢性不明原因发热则主要集中在未被诊断的自身免疫性疾病与肿瘤。有研究显示，不明原因发热最后可以归为如下病因：非感染性炎性疾病占 22%、感染性疾病占 16%、恶性肿瘤占 7%、其他原因占 4%、未确诊病因占 51%。因此在社区医疗工作时对于治疗效果不佳的急性发热，以及慢性发热，应当想到上述疾病的可能性。

二、定义与病因

（一）发热的定义和标准

人体的体温受下丘脑前部的体温调节中枢控制，维持机体体温在相对稳定的范围内。在致热源的作用下，机体体温调节中枢的调定点升高，或者由于某些原因导致体温调节中枢功能、机体散热功能障碍等，致使体温升高超出正常范围（超过正常值的 0.5℃），这种情况临床上称为发热。测量体温的部位不同，发热的诊断标准略有不同（表 1–1）。

表 1-1　正常体温标准测量部位

测量部位	正常体温（℃）
口腔	37.3
直肠	37.6
腋下	37.2

临床工作中遇到基础体温低的患者，自诉发热，但测量体温未到上述诊断标准，则以一日体温变化超过 1.2℃为标准。

根据发热的程度，临床上将发热分为低热、中等发热、高热和超高热（表1–2）。

表 1-2　发热分类

分类	腋窝温（℃）
低热	37.3 ～ 38
中等发热	38.1 ～ 39
高热	39.1 ～ 41
超高热	> 41

（二）发热病因

发热是社区临床工作中常见的症状之一，根据病因可分为感染性发热和非感染性发热，且以前者多见。

1. 感染性发热

占临床就诊患者的大多数，见于各种病原体引起的急、慢性全身或局灶性感染。常见的急性感染性发热包括：感冒、上呼吸道感染、肺炎、泌尿系感染、胆道感染、皮肤软组织感染等；而慢性感染性发热最常见于结核病。从病理生理学上讲，人体发热的目的是增加炎症反应、抑制细菌生长、创造一个不利于疾病发生的病理生理环境。

2. 非感染性发热

在发热病人中占比并不高，但不容易诊断。其中包括自身免疫性疾病、肿瘤，以及各种非感染性炎症反应性疾病。

（1）无菌性坏死物质的吸收

各种机械性、物理或化学性损伤；血管栓塞或血栓形成而引起的内脏梗死或肢体坏死；组织坏死与细胞破坏等。

（2）变态反应性疾病

风湿热、药物热等。

（3）自身免疫性疾病

系统性红斑狼疮、结节性多动脉炎、干燥综合征、风湿性多肌痛等。

（4）高代谢性疾病

甲状腺功能亢进等。

（5）皮肤散热减少

广泛性皮炎、慢性心力衰竭等。

（6）体温调节中枢功能障碍

中暑、重度安眠药中毒、脑出血、颅骨骨折等，这类发热特点是高热无汗。

（7）自主神经功能紊乱

此类发热为功能性发热，多为低热，例如原发性低热、夏季低热、生理性低热及感染后低热等。

三、临床表现

（一）基本表现

发热病人的基本临床表现是体温升高。但临床上不应以热度来衡量疾病的轻重，在某种意义上热度的高低反应了机体应急防御能力的强弱，但热度过高可对机体产生不良影响。当患者出现高热，甚至超高热时，应当加以注意。此时常常提示患者病情严重，应积极采取措施，以避免高热对组织造成的损伤。

（二）临床过程及特点

1.体温上升期

体温上升期体温调定点上移，产热大于散热，常伴有乏力、肌肉酸痛、皮肤苍白、畏寒、寒战等症状。该期体温调节中枢发出冲动，经交感神经引起皮肤血管收缩，皮肤温度下降，散热减少。中枢发出冲动引起骨骼肌收缩，使产热增加。体温上升有两种方式：

（1）骤升型

体温在几小时内达 39℃～40℃或以上，常伴有寒战。小儿易发生高热惊厥。可见于疟疾、大叶性肺炎、败血症、流行性感冒、输液反应等。

（2）缓升型

体温逐渐上升，数日内达高峰，多不伴寒战，如伤寒、结核病等。

2.高热期

体温上升达高峰后保持一定的时间，病因不同，持续时间不同。在此阶段，体温已达到或略高于升高的体温调定点水平，产热与散热在较高水平达到相对平衡，体温调节中枢不再发出寒战冲动，皮肤末梢血管收缩转为舒张，皮肤发红，有灼热感。呼吸加快加深，心率增快。疟疾高热期可持续数小时，大叶性肺炎、流行性感冒可持续数天，伤寒则可持续数周。

3.体温下降期

由于病因的消除，致热源作用逐渐减弱或消失，体温中枢调定点逐渐降至正常水平，此阶段散热大于产热，表现为汗多，皮肤潮湿。体温下降也有两种方式：

（1）骤降型

体温于数小时内迅速下降至正常，有时可略低于正常体温，常伴大汗。见于疟疾、大叶性肺炎及输液反应。

（2）渐降型

体温在数天内逐渐降至正常，不伴大汗。见于伤寒、风湿热等。

4.热型

根据发热时高热持续状态，可分为稽留热、弛张热、波状热、回归热、间歇热、不规则热等热型。

（1）稽留热

持续高热达数天或数周之久，24 小时内体温波动不超 1℃。可见于大叶性肺炎、伤寒、斑疹伤寒、羌虫病。

（2）弛张热

体温在 24 小时内波动可达 2℃或更多。可见于重症结核病、败血症、局灶性化脓性感染、支气管肺炎、渗出性胸膜炎、感染性心内膜炎、风湿热、恶性网状细胞病等，也见于伤寒和副伤寒。

（3）波状热

体温在数天内逐渐上升至高峰 39℃以上，然后逐渐下降至常温或微热状态，不久又再发热，呈波浪状起伏。如此反复多次。可见于布鲁菌病、恶性淋巴瘤、周期热等。

（4）回归热

体温急剧上升至 39℃或以上，持续数天后又骤然下降至正常水平。高热期与无热期各持续若干天后，规律性交替一次。可见于回归热、何杰金病等。

（5）间歇热

体温骤升达高峰后持续数小时，又迅速降至正常水平，无热期（间歇期）可持续 1 天至数天，如此高热期与无热期反复交替出现。常见于疟疾、急性肾盂肾炎等。

（6）不规则热

体温曲线无一定规律。可见于结核病、风湿热、支气管肺炎、渗出性胸膜炎等。临床上由于抗生素、退热药等药物影响，热型往往不典型。此外，由于个体差异，例如老年人，发热特点不典型，与病情不符；当肺炎合并脓胸时，监测体温时热型可交互存在。这些情况需要我们在临床工作中根据实际情况进行具体分析。

（三）伴随症状

1. 寒战

常见于大叶性肺炎、败血症、急性胆囊炎、急性肾盂肾炎、流行性脑脊髓膜炎、疟疾、药物热、急性溶血或输血反应等。仅有发冷的感觉无发抖称为畏寒，多见于病毒感染。

2. 结膜充血

常见于麻疹、流行性出血热、斑疹伤寒、钩端螺旋体病等。

3. 黄疸

见于急性肝炎，如同时伴有腹痛考虑急性胆囊炎，伴有贫血考虑急性溶血性贫血。

4. 淋巴结肿大为主，脾肿大为辅

全身淋巴结肿大有压痛、肝脾肿大、血淋巴细胞增多，多考虑为传染性单核细胞增多症；全身淋巴结无痛性肿大、周期性发热，考虑何杰金病；局部淋巴结肿大有压痛，考虑局部引流区域的炎症；局部淋巴结肿大，质地硬且无压痛、考虑引流脏器的肿瘤。

5. 脾肿大为主，淋巴结肿大为辅

长期不规则发热伴巨脾、淋巴结肿大、贫血、皮肤色素沉着见于黑热病；周期性规律发热伴寒战、脾肿大、贫血，可能伴有淋巴结肿大，考虑疟疾；稽留热伴腹胀、脾肿大相对缓脉、玫瑰疹考虑伤寒。

6. 出血

发热伴皮肤黏膜出血可见于重症感染及某些急性传染病，如流行性出血热、钩端螺旋体病、病毒性肝炎、斑疹伤寒、败血症等。也可见于某些血液病、如急性白血病、重症再生障碍性贫血、恶性组织细胞病等。

7. 关节肿痛

常见于败血症、猩红热、布氏杆菌病、风湿热、结缔组织病、痛风等。

8. 皮疹

常见于发疹性传染病，如水痘、猩红热、麻疹、斑疹伤寒、伤寒，以及某些内科疾病，如风湿热、结缔组织病、药物热、败血症等。

9. 昏迷

先发热后昏迷者常见于流行性乙型脑炎、斑疹伤寒、流行性脑脊髓膜炎、中毒性菌痢、中暑等；先昏迷后发热者见于脑出血、巴比妥类药物中毒等。

四、评估和诊断

（一）发热患者的病情评估

对发热患者需进行详细的问诊及全面的体格检查，来判断病情的轻重以及分析其发热的原因。

1. 意识状况

意识改变提示有中枢神经系统受累的可能。有可能是原发于中枢神经系统的病变，也可能是由严重感染造成的继发性中枢神经系统损害。患者出现表情淡漠，反应迟钝时既要考虑中枢神经系统感染的可能性，也要考虑休克或病毒性心肌炎影响脑供血性疾病的可能性。

2. 血压下降

发热患者出现血压下降，首先需要考虑感染中毒性休克和脓毒症的可能性。

3. 心率

心率常常随着体温的变化而变化。体温每升高 1℃，心率可增加 12 ～ 15 次 / 分，当体温升高 1℃，心率增加 > 15 次 / 分时，需要考虑引起心率增快的其他因素存在的可能性，如甲状腺功能亢进、心力衰竭、心肌炎、风湿热、败血症等；当体温升高 1℃，心率增加 < 12 次 / 分时，即相对缓脉，考虑伤寒、甲状腺功能减退或颅压增高等原因。

4. 呼吸

体温升高 1℃，呼吸增加 3 ～ 4 次 / 分，当呼吸增加 > 4 次 / 分时，考虑肺部疾病、结缔组织病或晚期妊娠。

5.SIRS 及脓毒症判断

不同程度、不同时长的发热，提示不同的疾病。低热多见于病情较轻、慢性病或功能性发热；中等发热见于大部分轻症急性感染及各种慢性发热；高热多见于急重症感染；超高热则常见于极其严重的感染或中枢神经系统疾病导致的发热，例如乙型脑炎、脓毒败血症、伤寒（重症）、中暑及中枢性高热等。

发热代表了体内存在着炎症反应，发热原因既可以是外来病原体侵入，也可以是内源性致热源的产生。1991 年美国胸科医师学院与危重病学会联席会议提出"全身性炎症反应综合征（SIRS）"。指机体在各种因素刺激下产生的一种失控的全身炎症反应的统称。SIRS 发展失控，可以造成多器官功能障碍综合征（MODS）。2012 年，由于注意到 SIRS 诊断过于宽泛，专家提出来用脏器功能评分来判断感染的严重程度，即 SOFA 评分。为了便于临床使用，有精简出来 qSOFA 的评分方法。在感染患者中，如果出现 qSOFA 评分 ≥ 2 分，则需要考虑脓毒症的可能性。故对于发热患者，临床上要快速识别出 SIRS 和脓毒症（表1–3，表 1–4）。

表 1-3　SIRS 诊断标准

项目	临床表现
体温	> 38℃或 < 36℃
心率	> 90 次 / 分
呼吸增快	> 20 次 / 分或过度换气 $PaCO_2$ < 32mmHg（4.3kPa）
白细胞	> 12×10℃或 < 4×10℃或不成熟中性白细胞（带状核） > 0.10

注：出现表中两项以上临床表现即可诊断。

表 1-4　qSOFA 评分

项目	分值
收缩压 ≤ 100mmHg	1
气促呼吸频率 ≥ 22/min	1
精神状态改变	1

（二）确定病人是否有传染病的可能

由于很多感染性疾病具有传染性，因此接诊发热的患者需排除其为传染病的可能。北京市一级以上医疗机构的内科门诊、急诊和儿科门诊、急诊以及发热门诊为监测诊室，全年开展流感样病例的监测，流感样病例指发热（腋下体温 ≥ 38℃），伴咳嗽或咽痛之一者。如发热患者伴发腹泻、黄疸、皮疹和结膜红肿中任何一个症状的门诊就诊人员。全科医生接诊时，应询问其 3 天内密切接触的人群（指与患者共同居住、生活、工作、学习或其他接触人员）中是否有类似症状人员。当确定有集聚性发病，或序贯性发热病人出现时，应当考虑出现传染性疾病的可能性。

（三）确定感染的部位及可能病原体

1.询问病史

应仔细询问病人一天中体温的波动情况，了解近期内体温的走行趋势，从而为判定体温的形态提供依据。应着重从以下几点有针对性地询问：

（1）发热类型

急性发热绝大多数为感染性，非感染者仅占少数；体温在 37.5℃～38.4℃，持续 4 周以上为慢性低热，病因为慢性感染、非感染性疾病或者功能性疾病。发热超过 2 周，体温几乎超过 38.5℃，多为感染、肿瘤或结缔组织疾病，最终病因不明的仅为 5%～20%。

（2）伴随症状

高热伴咳嗽、咳痰者应考虑肺炎、肺脓肿、脓胸等呼吸系统疾病；伴低热、盗汗、消瘦和乏力多见于结核；伴胸痛则可能为胸膜疾病和肺部病变，如肺炎、肺癌、空洞性肺结核；伴咯血时应排除肺癌、肺结核和支气管扩张以及肺栓塞和肺血管炎；发热伴恶心、呕吐、腹痛、腹泻考虑消化系统疾病；发热伴尿急、尿频、尿痛考虑泌尿系统疾病；发热伴贫血、皮肤黏膜出血、关节痛考虑血液系统、结缔组织疾病；高热伴头痛，意识障碍应考虑中枢系统感染，如流行性脑膜炎、结核性脑膜炎。

（3）年龄与性别

不同人群多发疾病不同，青少年应考虑感染性疾病，男性 40 岁以上吸烟者应考虑支气管肺癌继发感染、慢性支气管炎急性发作；青少年女性长期发热伴咳嗽应注意支气管内膜结核等；女性长期发热应排除结缔组织病。

（4）流行病学和个人史

诊断发热性疾病必须询问流行病学背景，因为不同的地区、季节，其感染性疾病谱各异。患者最近居住地、旅行饮食，接触家畜、野生动物和鸟，以前是否有急性感染性疾病，是否接触过肺结核患者等都可以提供疾病诊断的线索。

2. 物理检查

应着重检查皮肤有无出血点、全身淋巴结有无肿大。肺部有无啰音，心脏有无杂音，肝脾有无肿大，腹部有无肿块，男性应注意睾丸的检查。特别注意淋巴结、黏膜、结膜以及外生殖器；脑膜刺激征和全面的神经系统评估；关节检查。

3. 实验室检查

目前大部分社区卫生服务中心具备基本的血液和影像检查手段，根据患者病情选择必要的辅助检查。

（1）血液学检查

发热患者血液检查常有异常，白细胞增高，或出现分类异常，及中毒颗粒提示感染，血培养阳性提示败血症或脓毒血症。各种血清抗体检查可诊断相应病原体的感染。贫血、血小板减少、白细胞减少或形态异常提示血液系统疾病。

（2）尿常规

可见白细胞考虑泌尿系感染，可见红细胞考虑感染、结石或肿瘤。

（3）便常规

可见白细胞考虑感染，可见红细胞考虑感染或消化道出血、异物等。

（4）免疫指标和免疫功能检查

有助于结缔组织病和肺部特殊感染所致的发热诊断，如艾滋病、系统性红斑狼疮和各种血管炎。

（5）脑脊液检查

根据腰椎穿刺时脑脊液压力、蛋白量及细胞数和病原体检查，有助于诊断流行性脑膜炎和结核性脑膜炎或病毒性脑膜炎。

（6）痰液检查

了解痰的量、色、气味及性质具有诊断价值，如大量脓性痰多见于支气管扩张、肺脓肿。同时进一步行痰的细菌学培养和痰液涂片寻找结核杆菌、癌细胞、肺吸虫卵、阿米巴滋养体等具有重要诊断意义。

（7）影像检查

胸部 X 线片可以帮助确定患者是否有肺部病变，特别是肺炎；超声检查能够帮助鉴别腹部器官的感染、肿瘤等病变。

（8）特殊检查

此类检查多需在综合性医院进行，包括 CT 检查、骨髓活检、肝穿刺活检、淋巴结活检、诊断性治疗等。

第二节 头痛

一、流行病学

头痛是社区诊疗中较为常见的主诉之一，大部分人一生中都有过头痛的经历，在 2010 年中华医学会疼痛学分会公布的"中国头痛流行病学调查"显示，中国内地 18～65 岁人群中，原发性头痛发病率为 23.8％，也就是近 1/4 中国人曾遭受头痛困扰。其中，最常见的是紧张性头痛和偏头痛，分别为 10.77％ 和 9.30％。虽然 90％以上的头痛为良性头痛，但有些头痛是由致命性疾病所致，有报道称卒中相关头痛的发生率为 3％～57％，特别是脑出血和蛛网膜下隙出血，而中枢神经系统感染所致的头痛更为普遍。因此，在基层诊疗过程中，对于头痛的病人，全科医生的主要职责有以下两个方面：一是筛查危及生命的头痛患者并及时转诊；二是对良性头痛的患者给予适当的处理。

二、病因和分类

头痛是由于各种原因影响到颅内外的痛敏结构而产生的，它可以由局部的病变产生，也可以是全身病变的一个反映，如高血压病、颅内感染、脑血管意外、中毒等。引起头痛的病因很多，主要包括以下几个方面：

（1）颅内压变化引起头痛。任何引起颅内高压或颅内低压的因素都可能导致头痛，如颅内出血、颅内占位性病变、静脉窦血栓等。

（2）脑膜刺激引起头痛。如蛛网膜下隙出血、中枢神经系统感染。

（3）神经根压迫或刺激引起头痛。如枕大神经炎、桥小脑角肿瘤等。

（4）牵涉性头痛。又称放射性头痛，如眼、耳、鼻、牙齿等处的病变，不仅可造成局部的疼痛，也可扩散或通过神经反射到头部。

（5）内分泌因素引起头痛。女性月经期或更年期常有头痛发作，偏头痛多见。紧张性头痛在月经期、更年期往往加重。甲状腺功能亢进往往可引起头痛发作。

（6）心理因素引起头痛。如长期工作、长期紧张、生活压力大、抑郁等可诱发自主神经功能紊乱，导致血管舒缩障碍而发生头痛。

目前国内外头痛的分类是用国际头痛学会 2004 年发布的第 2 版《头痛疾病的国际分类》（ICHD–Ⅱ）对头痛进行分类。依据该分类方法，头痛分为原发性头痛和继发性头痛。原发性头痛包括偏头痛、紧张性头痛（TTH）、丛集性头痛和其他三叉神经自主性头痛、其他原发性头痛四种。继发性头痛有八种类型，另外还有颅神经痛和不能分类的头痛等（表 1-5）。

表 1-5　头痛疾病的国际分类（ICHD-Ⅱ）

分类	类型
原发性头痛	偏头痛
	紧张性头痛
	丛集性头痛和其他三叉神经自主性头痛
	其他原发性头痛
继发性头痛	头颈部外伤引起的头痛
	头颈部血管性病变引起的头痛
	非血管性颅内疾病引起的头痛
	某一物质或某一物质戒断引起的头痛
	感染引起的头痛
	内环境紊乱引起的头痛
	头颅、颈、眼、耳、鼻、鼻窦、牙齿、口或其他颜面部结构病变引起的头痛或面痛
	精神疾病引起的头痛
其他	颅神经痛、中枢和原发性面痛和其他头痛

三、临床表现

因引起头痛的病因不同，疼痛的性质不一，常表现为胀痛、钝痛、搏动样疼痛、针刺样疼痛、紧箍感等；疼痛的部位可表现为全头疼痛和局部疼痛；而伴随症状可有发热、恶心、呕吐、眩晕、精神障碍、视力障碍等。临床上需根据头痛发生的起病方式、发生速度、疼痛部位和方式、疼痛程度、持续时间、伴随症状等以鉴别不同类型的头痛（表 1-6，表 1-7）。

表 1-6　头痛部位与可能的疾病

疼痛部位	疾病
全头	脑肿瘤、颅内出血、颅内感染、紧张性头痛、低颅压性头痛
偏侧头部	血管性头痛、鼻窦炎性头痛、耳源性头痛、牙源性头痛
前头部	后颅窝肿瘤、小脑幕上肿瘤、鼻窦炎性头痛、丛集性头痛
眼部（单侧或双侧）	高颅压性头痛、丛集性头痛、青光眼、一氧化碳中毒性头痛、双颞部垂体瘤、蝶鞍附近肿瘤
枕颈部	蛛网膜下隙出血、脑膜炎、后颅窝肿瘤、高颅压性头痛、高血压性头痛、颈性头痛、肌挛缩性头痛

表 1-7　头痛发病快慢与疾病的关系

发病快慢	疾病
急性头痛	蛛网膜下隙出血、脑梗死、脑出血、脑炎、脑膜脑炎、癫痫、高血压脑病、腰椎穿刺所致的低颅压、青光眼、急性虹膜炎
亚急性头痛	颅内占位性病变、良性颅内压增高、高血压性头痛
慢性头痛	偏头痛、丛集性头痛、紧张性头痛、药物依赖性头痛、鼻窦炎

（一）原发性头痛

1. 偏头痛

多为单侧、搏动性疼痛，可表现为中或重度头痛。日常活动（如步行或上楼梯）会加重头痛，可伴有恶心、呕吐、畏光、畏声。

2. 丛集性头痛

一侧眼眶周围发作性剧烈疼痛，持续 15 分钟达到高峰，最长可达 3 个小时，发作从隔日 1 次到每日 7～8 次，常伴有同侧结膜充血、流泪、前额和面部出汗、Horner 征等，发作后迅速缓解。

3. 紧张性头痛

双侧枕部或全头部紧缩性、压迫性头痛，常呈持续性，较少伴有恶心、呕吐，与情绪、心理因素等有关。

（二）继发性头痛

1. 脑血管意外

脑出血、蛛网膜下隙出血常因为颅内压升高、脑膜刺激引起不同程度的头痛。脑出血和蛛网膜下隙出血多在情绪激动或活动中发病，突发头痛，多为全头痛，伴恶心、呕吐、意识障碍或言语障碍、肢体活动障碍等局灶性神经功能缺损症状。

2. 脑肿瘤

依肿瘤部位不同疼痛部位不同，额颞部、枕部、全头均可能出现，多为亚急性、渐进性，可伴或不伴局灶性神经功能缺损症状。

3. 外伤性头痛

疼痛性质与外伤性质、部位相关，可出现钝痛、尖锐痛等，依损伤可有表皮、肌肉损伤、鼻漏等。

4. 药物过度使用性头痛

常为慢性头痛，发生频繁，可每天发生，常伴药物的其他副作用，或伴有焦虑、抑郁等。

四、评估

虽然临床上大多数头痛为良性头痛，但也有些头痛是致命的，或者是病人难以忍受的。作为全科医生首先应当以降阶梯思维的方式找到头痛的危险征象，头痛可能是颅内占位性病变、脑血管疾病、颅内感染、代谢紊乱或全身性疾病的主诉症状，所以详细询问病史和体格检查是头痛患者评估的关键。头痛评估首先应明确是否存在继发性头痛，特别是引起头痛的疾病是否有致命性危险。其次是原发性头痛的程度以及可控性。临床可使用助记词 SNOOP（探究）来提醒危险征象：

S：全身状态（Systemic）。发热、体重减轻、其他部位癌症、妊娠、免疫功能受损状态都属于全身状态。

N：神经系统（Neurologic）。意识模糊、反应性降低或意识受损、视乳头水肿、神经系统定位症状或体征、脑膜刺激征、癫痫发作等神经系统表现。

　　O：发病情况（Onset）。头痛发作是新发（尤其是＞40岁的患者）或突发的（如"霹雳性"）。

　　O：其他表现（Other）。头部创伤、违禁药品使用或毒物暴露；睡眠中被痛醒、Valsalva动作使头痛加重，或因咳嗽、劳力或性行为而诱发头痛等。

　　P：既往病史（Previous）。既往头痛病史、高血压病史，以及头痛进展或发作的频率、严重程度或临床特征发生改变。

　　通过上述评估可以帮助确定患者是否需要使用MRI或CT等脑部影像学检查或进行腰椎穿刺等进行进一步评估和诊断，也可鉴别严重或危及生命头痛的患者，实现早诊断，早处理，以确保生命安全。

　　SNOOP的临床应用包括详细病史询问和仔细查体。

（一）从头痛发作特点可能提示

　　（1）头痛伴发热应当高度怀疑颅内感染的可能性，头痛伴发热和脓性鼻分泌物很可能由鼻源性疾病引起，间歇性头痛伴高血压，不能排除嗜铬细胞瘤的可能性。咳嗽或Valsalva动作诱发的头痛需高度警惕恶性肿瘤或脑血管疾病。对于孕龄超过20周且头痛的妊娠女性，必须确诊或排除子痫前期。

　　（2）有些头痛与体位变化有关。部分患者头前屈时视物模糊、清晨刚醒时出现头痛但在坐起后缓解，以及复视或协调和平衡障碍应考虑颅内压增高的可能性。卧位时缓解，坐直位或直立位时加重的患者，应考虑诊断为自发性颅内低压所致头痛，同时警惕脑脊液漏，这可能发生于蛛网膜破裂的情况下。存在恶心、呕吐、头痛随体位改变（尤其是身体弯曲）而加重提示头痛由肿瘤所致。

　　（3）突然发作，头痛剧烈，进展迅速，常常预示有颅内突发病变，如蛛网膜下隙出血、颈动脉夹层、垂体卒中等。首次发作，程度严重，可能提示存在严重疾病，如：40岁以上患者需警惕可能存在基础病变；癌症患者需注意有无肿瘤转移；HIV感染者检查有无机会性感染或肿瘤。

　　（4）头痛如放射至下颈部（即枕项部头痛）和双肩之间，可能提示感染或蛛网膜下隙出血引起的脑膜刺激征；伴有视力障碍，或者虹视，常提示存在青光眼。患者出现持续时间相对较短（常小于1小时）的不满足偏头痛诊断标准的单侧头痛，需明确头痛是否由眼科疾病引起，视野缺损提示存在视觉传导通路的损害，如因垂体肿块所致，突发的严重单侧视力丧失，提示存在视神经炎。头痛伴复视可能见于动脉瘤、结核性脑膜炎等。

（二）从查体异常可能提示

（1）生命体征异常：意识水平的改变常提示不良头痛，如意识混乱、意识模糊等，需考虑有无脑膜炎、脑炎、SAH 或其他占位病变的可能性。头痛伴发热需警惕中枢神经系统感染，部分蛛网膜下隙出血的患者也可能出现，因此临床高度怀疑的病人需完善腰椎穿刺、实验室检查。重度高血压（舒张压 ≥ 120mmHg）可表现为头痛，但这种情况比较罕见。头痛患者生命体征的检查至关重要。

（2）神经系统体征的异常：查体如发现瞳孔不对称、单侧轻瘫实验阳性、单侧视力丧失、共济失调、癫痫发作或巴宾斯基征阳性等任何新发的局灶性或非局灶性神经系统异常的患者，都必须进行是否存在严重疾病的评估。如颅内出血、SAH、颈动脉或椎动脉夹层、感染性疾病（如脑膜炎）、中毒（如一氧化碳）和代谢紊乱（如缺氧）。

（3）脑膜刺激征的存在：如临床查体脑膜刺激征阳性需高度警惕脑膜炎或SAH。老年人脑膜刺激征的敏感性和特异性都较低，需密切关注。

（4）眼科检查异常：主要检查视力、视野、视乳头、视网膜、眼底等情况。突发的严重单侧视力丧失，可能存在视神经炎。视力下降或丧失，需考虑有无颞动脉炎或颈动脉夹层的血管损伤所致。视野缺损需考虑有无垂体肿物。视乳头水肿，提示颅内压增高，可进一步检查有无肿瘤或其他结构性异常。视网膜或眼底出血，有 SAH 的可能性。

（5）颞动脉搏动减弱：局部肿胀或压痛，高度提示颞动脉炎。颈动脉血管杂音可能在发生颈动脉夹层时闻及。

（6）口鼻检查异常：流涕伴鼻窦压痛，或有牙齿感染的体征，可提示头痛的原因为相应部位的感染。

（7）精神状态改变或癫痫发作：精神状态或意识水平波动，都提示潜在严重疾病，如额叶肿瘤、脑炎等。晕厥或近乎晕厥提示 SAH。伴有癫痫发作的头痛也应怀疑颅内病变。子痫前期可引起头痛，并可能在分娩后出现。

第三节　胸痛

一、流行病学

胸痛大多数为非致死性的，可以是肋软骨炎或肋间神经痛，甚至可能是焦虑症。但在有些情况下，胸痛可能预示着生命危险，包括急性心肌梗死、肺栓塞、主动脉夹层和张力性气胸。虽然在众多的宣传中，常常强调胸痛的高风险性，但70％以上的胸痛是非致命性的。甚至约60％的胸痛诊断为非"器质性"病变。在有器质性病变的胸痛中，肌肉骨骼性胸痛在所有胸痛诊断中占36％（其中肋软骨炎占13％），其次是反流性食管炎（占13％）。稳定型心绞痛占胸痛发作的11％；而不稳定型心绞痛或心肌梗死仅为1.5％。通过详细询问病史、仔细的体格检查，以及心电图和／或胸部X线等可以帮助诊断。

二、病因和性质

胸痛是指颈与胸廓下缘之间的疼痛，是急诊常见的主诉之一，也是一些致命性疾病的主要临床表现。引起胸痛的病因非常多，它不仅见于呼吸系统疾病，也见于心血管系统、消化系统、神经系统以及胸壁组织的病变、且胸痛的部位和严重程度，并不一定与病变的部位和严重程度相一致。

（1）炎症：皮炎、非化脓性肋软骨炎、带状疱疹、肌炎、流行性肌痛、胸膜炎、心包炎、纵隔炎、食管炎等。

（2）内脏缺血：心绞痛、急性心肌梗死、肺梗死等。

（3）肿瘤：原发性肺癌、纵隔肿瘤、骨髓瘤等的压迫或浸润。

（4）其他原因：自发性气胸、夹层动脉瘤、过度换气综合征、外伤等。

（5）心脏神经官能症。

由于心、肺、大血管及食管的传入神经进入同一个胸背神经节，不同脏器疼痛会产生类似的特征，如烧灼感、针刺样、刀割样或压榨样。例如：肋间神经痛呈阵发性的灼痛或刺痛，肌痛则常呈酸痛，骨痛呈酸痛或锥痛，食管炎及膈疝常呈灼痛或灼热感等。

三、临床表现

胸痛依病因不同，可区分为致命性和非致命性疾病。因此，首诊医师，特别是社区医师，应尽快将那些致命性胸痛甄别出来，使其得到及时转诊和救治。临床上鉴别出引发胸痛的疾病的危险程度至关重要（表1-8）。

表1-8 胸痛疾病的危险程度

器官/系统	危重症	急症	非急症
心脏血管	急性冠脉综合征（急性心肌梗死） 主动脉夹层 心脏压塞	不稳定型心绞痛 变异性心绞痛 冠状动脉痉挛 心肌炎	心脏瓣膜病 二尖瓣脱垂 肥厚型心肌病
胸肺	肺栓塞张力性气胸	气胸纵隔炎	肺炎、胸膜炎、肺癌
消化道系统	食道裂孔疝	食道撕裂 食道裂孔疝 胰腺炎	食道反流、食道癌、消化性溃疡、胆囊炎
骨骼、肌肉、关节	—	—	肌肉劳损、胸骨、肋骨骨折、肋软骨炎、多发性骨髓瘤
神经系统	—	—	肋间神经炎、带状疱疹
其他	—	—	心理性过度通气

（一）急性冠脉综合征

1.急性心肌梗死

临床表现为胸痛于安静时也不缓解，疼痛剧烈且持续时间长久，可达数小时或更长，含用硝酸甘油也不能缓解。可以伴有发热、恶心、呕吐和上腹胀痛、面色苍白、呼吸困难、心律失常、低血压和休克、心力衰竭等。

2.不稳定型心绞痛

原为稳定型心绞痛，在1个月内频繁发作且疼痛加重，或者1个月内新发生的心绞痛。表现为疼痛部位在胸骨中上段，少数心前区或剑突下疼痛，可放射至左胸、左背、左肩、左上臂前内侧达无名指及小指；亦可放射到颈、咽、下颌。疼痛为压榨感、闷胀窒息感、烧灼感，但不像针刺或刀割样疼痛，偶有濒死感，迫使患者立即停止正在进行的活动。疼痛持续 1 ～ 5 分钟，休息或含服硝酸甘油可于 1 ～ 3 分钟内可缓解。疼痛诱发于用力、劳累、饱餐、情绪激动。

（二）主动脉夹层

主动脉夹层患者常表现为突发尖锐或"撕裂"样的胸背部疼痛（左锁骨下动脉远端的主动脉夹层）或前胸痛（升主动脉夹层）。可放射至腹部、下肢、臂及颈部，极为剧烈，疼痛的高峰一般较急性心肌梗死的高峰早。止痛药常无效。不同部位动脉发生夹层可以伴随不同的临床表现，双上肢血压差异增大，也可以伴随晕厥、脑血管意外、心肌梗死、心力衰竭或其他临床症状或体征。与心绞痛患者立即停止活动不同的是，主动脉夹层患者疼痛同时会躁动。

（三）肺栓塞

肺动脉的堵塞，可出现胸痛、昏厥、休克甚至猝死。如果肺动脉一分支堵塞，那么症状轻重随血管堵塞的大小而不同，主要表现为突发性胸痛、呼吸困难与发绀。可为心绞痛样疼痛，部位在胸骨后，向肩部放射，随呼吸而加剧。同时伴有发热、咳嗽、咯血，有时晕厥可为肺栓塞唯一或首发症状。

（四）气胸

1. 自发性气胸

胸痛骤然发生；针刺样或刀割样，位于患侧腋下、锁骨下等部位，可有向同侧肩、背或上腹部放射；疼痛于深呼吸时加剧；呼吸困难明显，常伴气促、刺激性干咳，严重者发生发绀和休克，但无全身中毒症状。

2. 张力性气胸

因胸膜腔内压骤然升高出现严重呼吸循环障碍，患者表现为胸闷、紧张、躁动、发绀、冷汗、虚脱、脉速、心律失常，甚至出现意识不清和呼吸衰竭。

（五）食管源性胸痛

疼痛可持续 1 小时以上，常见于餐后疼痛，疼痛无放射，伴有反酸、烧心和吞咽困难，服用抑酸剂后可缓解疼痛。

（六）肌肉骨骼性胸痛

肌肉骨骼性胸痛常是隐匿性和持续性的，可持续数小时至数日。疼痛常为锐痛，可以局限于特定部位（如剑突、下肋尖或胸骨体），也可以呈定位不清的弥漫性疼痛。多数胸壁疼痛与体位有关，可于深呼吸、翻身或手臂活动时加重。然而，累及胸膜和心包的病变也会出现上述症状。尤其是疼痛的定位，故对区分肌肉骨骼性胸痛与其他原因导致的胸痛没有帮助。

（1）一项在初级保健门诊情况下进行的大型研究表明，与诊断为胸壁综合征（非炎症性肌肉骨骼性胸壁疼痛伴局部或区域性压痛，例如肋胸骨或肋软骨疼痛综合征）有关的 4 种决定因素是：局限性肌肉张力、刺痛、触诊可重现疼痛、无咳嗽；当存在 2 种或更多种上述因素时，敏感性为 63%，特异性为 79%。

（2）其他肌肉骨骼性症状：当胸外部位存在肌肉骨骼性症状时，提醒临床医生可能存在肌肉骨骼性原因。如：颈部、胸椎，甚至是肩部的疼痛均可能导致疼痛牵涉至胸壁。慢性腰痛史（尤其对于存在晨僵的较年轻患者）可能提示常累及胸壁的强直性脊柱炎或另一种脊柱关节病。有眼部炎症（葡萄膜炎，结膜炎）、银屑病或其他皮肤病变的病史也可能提示存在脊柱关节病。慢性广泛性肌肉骨骼性疼痛伴睡眠障碍和乏力提示纤维肌痛。类风湿关节炎（RA）患者可能存在胸锁（SC）关节受累。

（七）急性带状疱疹和带状疱疹后神经痛

急性带状疱疹感染伴随的疼痛可为锐痛或刺痛感、呈持续性或间歇性，而"烧灼感"是带状疱疹后神经痛（PHN）患者经常提到的一种疼痛性质。超过90% 的 PHN 患者也会有异常疼痛，它被定义为由正常非疼痛性刺激（如轻触）诱发的疼痛。PHN 患者往往会有感觉缺失区，以及受累皮区热感觉、触觉、针刺觉和振动觉缺损。未受累对侧检测结果正常。感觉缺损可能延伸超出皮区边际。曾有人建议，异常疼痛在感觉相对保留的区域最突出，而自发性疼痛在感觉丧失或受损的区域较明显。PHN 最常表现为带状疱疹急性发作后从未缓解的持续性疼痛。但是，极少有报道指出 PHN 发生在初始发作消退后数月至数年。这些发作发生在与最初的皮疹相同的分布区域，并由特殊事件诱发（如外科手术和牙脓肿）。严重时可伴随严重的心理社会功能障碍，包括睡眠障碍、食欲降低和性欲降低。胸部神经（尤其是 $T_{4\sim6}$）、颈部神经和三叉神经最常受累。

四、评估和诊断

（一）胸痛病因的初步评估

1. 问诊

（1）询问详细病史，包括：起病情况（突发或逐步发生），诱发/缓解因素（什么活动会引起疼痛，什么会使之缓解），疼痛性质（如锐痛、压榨样痛、刺痛等），放射部位（如肩部、颌部、背部），疼痛部位（胸骨后、胸壁、弥漫、局部），时间（持续性或发作性、发作持续时间、疼痛开始时间）。询问本次不适是否与既往疾病发作类似。本次胸痛伴随症状，如恶心、呕吐、出汗、呼吸困难、晕厥和心悸，可能会有所帮助。先前的症状或伴随症状（如发热或外周性水肿）可能会提示诊断。

（2）询问关于针对相似症状的既往诊断性检查（如负荷试验或冠脉 CT 血管造影）或既往手术（如心导管术）。

（3）询问危及生命疾病（尤其是 ACS、主动脉夹层和肺栓塞）的危险因素：

①共存疾病：高血压、糖尿病、周围血管疾病、恶性肿瘤。

②近期事件：创伤、大手术或医学操作（如内镜检查）、制动期（如乘坐长途飞机）。

③其他因素：可卡因使用、吸烟、家族史。

2. 查体及辅助检查

（1）患者的一般情况：可提示疾病的严重程度并可能提示症状的严重性。全套生命体征可为疼痛的诊断提供有价值的线索，并在某些情况下可能有助于确定其病因。在某些情况下（如急性心肌梗死、肺栓塞或肺炎），生命体征同样有助于危险分层以及患者的处理决策。例如，双臂脉搏或血压存在显著差异提示存在主动脉夹层，然而大多数主动脉夹层患者并不存在脉搏短绌。根据一项研究，合并出现典型的撕裂性疼痛、双臂脉搏或血压差异，以及胸片上纵隔或主动脉增宽几乎是主动脉夹层的诊断特异性病征。

触诊胸壁感觉过敏尤其伴有皮疹时，往往是带状疱疹所致。胸壁压痛也不排除伴随心肌缺血出现。完整的心脏检查应包括坐位和仰卧位的听诊和触诊，以确定是否存在心包摩擦音以及急性主动脉瓣关闭不全或主动脉瓣狭窄的体征。缺血可能会导致二尖瓣关闭不全杂音 S_4、S_3 奔马律；也可能存在心前区异常搏动，尤其在心尖部。确定呼吸音是否对称以及是否存在呼吸音减弱、哮鸣音、爆裂音或肺实变的表现。

（2）辅助检查：包括心电图和胸部放射影像学检查，可能会支持初始诊断，并有助于避免漏诊胸痛的严重病因，如急性心肌梗死或气胸（尤其是胸痛发作期间，或非心源性胸痛病因不明显时）。当考虑患者存在心脏、心包、主动脉或肺部疾病时，其他特异性临床实验室检查也可能有用：d-二聚体检测结果为阴性，则不太可能存在肺栓塞，初始肌钙蛋白阳性则可能有助于诊断心肌梗死。如运动心电图、心肌灌注显像、超声心动图负荷试验、诊断性抑酸治疗、肺灌注扫描、骨扫描或胸部计算机断层扫描（CT）有时可以确定胸痛的特定病因。

正常心电图：心电图显示正常可显著降低急性心肌梗死所致胸痛的概率，但并不能排除严重的心源性病因（尤其是不稳定型心绞痛）。心电图结果须结合病史和查体发现进行分析。对于正发生疼痛但心电图正常的患者，还应考虑主动脉夹层和肺栓塞的诊断。

异常心电图：心电图对急性心肌梗死的风险分层和诊断均具有价值。具有特异发现的异常心电图是急性心肌梗死最重要的预测因子。初始心电图阳性的急性心肌梗死患者更可能需要进行侵入性治疗，其病程可能更为复杂甚至更可能死亡。对于非 ST 段抬高型 ACS 患者，心电图可确定患者的不同风险类别。主要因素是 ST 段压低的存在、程度和位置。非特异性异常心电图（非特异性 ST 段和 T 波异常）较为常见，并不能确切表明存在心脏疾病。在一项针对因胸痛而就诊于急诊科的患者的病例系列研究中，超过 2/3 存在非特异性"异常"心电图的患者最终被诊断为非冠状动脉性疾病。

胸部放射影像学检查：如果考虑患者存在心脏、肺部或肿瘤性病因，那么胸部放射影像学检查可能有助于胸痛的诊断。胸部放射影像学检查也可用于在紧急情况下评估胸膜炎性疼痛患者的胸腔积液，并有助于避免漏诊罕见但危险的疾病，如主动脉夹层、气胸和纵隔气肿。然而，对于主动脉夹层，通常需要进行其他检查以做出该诊断。在急诊情形下，胸痛患者经正确解读的胸片中约有 20% 得到了相关临床信息。在一项前瞻性病例系列研究中，有 23% 的胸部 X 线检查结果存在影响治疗的异常。

其他检查：病史、体格检查以及（对于部分个体）即时心电图和胸部放射影像学检查应足以使临床医生得出一个关于疼痛病因的假设（如骨骼肌肉性、心源性、胃肠道性、肺源性、心因性或其他病因）。对于特定的可能为低风险 ACS 或慢性稳定型冠状动脉疾病（CAD）患者，加速诊断方案或快速门诊负荷试验可能提供重要的风险信息或诊断信息。可能需要进行更特异性的检查或尝试性治疗（如心肌灌注或超声心动图负荷试验、诊断性抑酸治疗、肺灌注扫描、骨扫描或胸部 CT 扫描）以确定胸痛的具体病因。诊断急性、潜在致命性胸痛的其他工具亦可供医师使用，包括临床预测准则、冠状动脉钙化评分以及 ACS 的新型生物标志物（如脑钠肽）。由于没有哪一种方法在紧急情况下体现出足以让人完全信赖的敏感性，故病史、体格检查和传统的诊断性检查仍是评估的核心部分。

（二）诊断

诊断流程：初始步骤是进行有侧重点的病史采集和体格检查，并考虑进行心电图和 / 或胸部 X 线检查。一旦排除了致命性病因，应尝试确定症状的具体病因并开始治疗。

综合考虑病史、体格检查、心电图和胸部放射影像学检查所提供的所有信息，可确定患者 ACS 或其他诊断的可能性大小。对于那些 ACS 的可能性不高也不低的患者，医疗决策的制定需部分取决于其他因素，如患者与医疗保健中心的距离远近、对所推荐的医疗措施的依从度、家庭的支持、患者和医生的偏好以及立即进行门诊负荷试验的能力等。

还必须考虑"胸膜炎性"胸痛的其他病因，如肺栓塞。动脉血氧分压（PaO_2）降低或肺泡 – 动脉氧分压差增加可能提示肺栓塞；然而，约 18% 的肺栓塞患者的 PaO_2 在 85 ～ 105mmHg 之间，同时，多达 6% 的患者肺泡 – 动脉氧分压差可能为正常。值得注意的是，肺栓塞所致胸痛可能呈持续性，而非胸膜炎性。

鉴于慢性胸痛患者所遭受的失能，如果存在其他支持性临床证据，应考虑对患者做出精神科（如惊恐障碍）或社会心理学诊断。如果能提供一个具体的诊断和治疗，这类患者可能也会感到放心。

第四节　关节痛

一、流行病学

关节痛是全科医生诊疗工作中的常见症状，也是中老年人就医的常见原因之一。关节痛常伴有关节炎症。在老年患者中，1/4 残疾是由于严重的关节疾病所致。

英国一项风湿性疾病发病率的调查研究表明，关节痛／关节炎的发病率为38.6‰。骨关节炎作为关节痛最常见的原因，其患病率已达到人群的 5%～10%。类风湿关节炎的发病率是 2%～3%。在英国，约 53% 的老年人主诉过慢性关节痛，22% 的人有严重疼痛导致失能。最常见的部位为膝关节、肩关节、手指关节、髋关节。

在美国，关节炎也是导致失能的主要原因。2002～2015 年间，大约 22.7% 的人群受到关节炎的困扰，其中约 27.2% 患者有严重的关节痛，9.8% 的患者有活动受限。美国 60 岁以上男性和女性分别有 18.1% 和 23.5% 人群有膝关节痛。85～90 岁老年人中男性和女性比率可达 23.7% 和 30.0%。妊娠期女性约有16.7% 有关节痛，且多在妊娠后期，近端指间关节最常见。

对有关节痛或关节炎主诉的患者进行临床评价具有一定的挑战性，因为关节症状涵盖了很多可能的诊断，既可由单纯的关节疾病引起，也可是全身疾病的局部表现，其中有些还可能是少见性疾病。除小部分关节痛呈一过性或自限性外，绝大多数情况需要及时和持续的治疗。全科医生的职责是要依据病史、体检和适当的辅助检查区分关节痛的不同病因，因为它们的治疗、随访和预后皆不相同。及时和规范的治疗是缓解症状、改善预后的关键。

二、病因和分类

关节痛根据起病形式和病程长短分为急性和慢性。急性关节痛起病急，多为单关节受累，病程一般在 6 周以内，与外伤、感染、晶体沉积等引起的关节及周围组织急性炎症反应有关。慢性关节痛起病隐匿，持续时间超过 6 周，常影响多个关节，可反复发作而无明显缓解期，与退行性改变、免疫反应等引起的滑膜慢性炎症、关节囊增厚和骨质增生有关。急性关节痛可以是某些慢性疾病的首发症状或急性发作状态，并可逐步转化为慢性关节痛。关节痛的常见病因见表 1-9。

表 1-9 关节痛的常见病因

分类	代表疾病
外伤	扭伤、拉伤、骨折、脱位
退行性关节病	骨关节炎
晶体性关节病	痛风、假性痛风
风湿免疫性疾病	类风湿关节炎、强直性脊柱炎、系统性红斑狼疮、银屑病关节炎、反应性关节炎、结节病、血管炎
恶性肿瘤	原发或转移性骨肿瘤、白血病
感染	细菌、结核、Lyme 病、病毒如登革热、真菌等
其他	无菌性坏死、Charcot 关节病、药物反应（如青霉素、巴比妥等）

关节痛的少见病因包括莱姆病、病毒感染（登革热、基孔肯雅病等）、假性痛风、副癌综合征（如肺癌、乳腺癌）、Reiter 综合征、血清病、干燥综合征、药物诱导（肼屈嗪、苯妥英、芳香化酶抑制剂等）、血友病关节出血、色素绒毛结节性滑膜炎等。

儿童关节痛可能是某些感染性疾病的一部分，如风湿热、风疹、流行性腮腺炎、巨细胞病毒感染、人类细小病毒感染、流行性感冒或其他病毒感染；非感染性关节痛常见于过敏性紫癜、幼年特发性关节炎、风湿热、肿瘤等。

三、临床表现

引起急、慢性关节痛病因的特点见表 1-10 和表 1-11。

表 1-10　引起急性关节痛病因的特点

	外伤性关节炎	化脓性关节炎	痛风
好发年龄	任何年龄	任何年龄	＞40岁，有年轻化趋势
性别	男性多见	无性别差异	男女比为 15：1
诱因	外伤	外伤、医源性操作、血流感染	饮酒、高嘌呤饮食、剧烈运动、受冷、紧张、局部损伤、手术
部位	外伤关节	感染关节	第一跖趾、足弓、踝、膝、腕、肘关节
特点	剧烈	单关节多见，下肢负重关节易受累	刀割样，咬噬样，剧烈，进行性加重，夜间痛醒
发作形式和持续时间	依据外伤情况	依据感染情况	数天至数周
伴随症状或体征	骨折、肌腱韧带损伤	发热，全身中毒症状	发热、头痛、恶心、心悸、寒战

表 1-11　引起慢性关节痛病因的特点

	骨关节炎	类风湿关节炎	强直性脊柱炎	系统性红斑狼疮
好发年龄	中老年	30～50岁	15～30岁	15～45岁
性别	女性、肥胖者多见	男女比为 1：3	男性多见	男女比为 1：（7～9）
诱因	天气变化、过度使用病变关节	不明	有家族史	有家族史
部位	膝、脊柱、髋、踝、远端指间关节	近端指间、掌指、腕、肘、足趾关节	骶髂、脊柱、肩、髋、膝、踝关节	近端指间、腕、膝、踝、肘、肩关节
特点	轻到中度的隐痛，活动后加重，休息后缓解	反复发作、对称性、多关节疼痛	难以定位的钝痛	反复发作、对称性、游走性疼痛，很少致畸
发作形式和持续时间	隐匿起病，早期间歇性，晚期持续性	持续性	隐匿起病，开始为单侧、间歇性，逐步发展为双侧、持续性	依据狼疮活动性变化

续表

	骨关节炎	类风湿关节炎	强直性脊柱炎	系统性红斑狼疮
伴随症状或体征	晨僵（＜30分钟）、骨摩擦音	晨僵（＞1小时）、关节肿胀、关节畸形、发热、贫血、胸腔积液、心包积液、类风湿结节	急性虹膜炎	发热、乏力、蝶形红斑、口腔溃疡、光过敏、胸腔积液、心包积液、尿泡沫增多等

四、评估和诊断

全面的病史询问和体检是鉴别关节痛的方法，有助于鉴别诊断的内容包括患者人口学特征（性别、年龄）、急性还是慢性、关节痛范围和性质、诱因、加重及缓解因素、病程、伴随症状、既往史和家族史等（表1-12）。

表1-12 关节痛的诊断思路

	要点	具体内容及关注事项
病史采集	性别和年龄	青年男性（强直性脊柱炎）；中青年女性（系统性红斑狼疮、类风湿关节炎）；中年男性（痛风）；老年女性（骨关节炎）
	诱因	外伤（外伤性关节炎）；周围组织感染、血流感染、医源性操作（感染性关节炎）；饱餐饮酒、应激状态（痛风）；肠道或泌尿道感染；特殊药物使用史（药物反应）
	部位	膝、髋关节（骨关节炎）；近端或远端指间关节（类风湿关节炎或骨关节炎）；第一跖趾关节（痛风）；骶髂关节（强直性脊柱炎）
	性质	单关节或多关节；单侧性或对称性；轻度、中度或重度
	发作形式	急性或隐匿起病；间歇性或持续性；有无反复发作；是否逐步进展
	持续时间	数天或数周（急性）；数月或数年（慢性）
	加重及缓解因素	休息后缓解、活动后加重（骨关节炎）；秋水仙碱有特效（痛风）
	伴随症状	高热或低热；晨僵；乏力；消瘦；光敏感；多系统损害
	既往史	高尿酸血症、感染性心内膜炎，恶性肿瘤史；痛风、类风湿关节炎、强直性脊柱炎、银屑病、炎性肠病、系统性红斑狼疮家族史；受累关节既往有无外伤史；职业（搬运工、运动员）

	要点	具体内容及关注事项
体格检查	关节检查	肿胀：炎性关节病唯一独立的体征，浮髌试验阳性提示膝关节积液
		压痛：非特异症状，受主观因素影响
		活动度减小：关节病变越重，活动度缩小越快且持续时间长；目前无疼痛的关节出现活动度减小，提示曾经有过炎性关节病
		关节不稳：关节松弛或半脱位是慢性关节病重要的机械物理特征
		畸形：手指尺侧偏斜是类风湿关节炎的体征，天鹅颈畸形是关节慢性炎症的结果
		骨性膨大：远端指间关节的 Heberden 结节和近端指间关节的 Bouchard 结节是骨关节炎的常见体征
	全身检查	皮疹、色素膜炎、心脏杂音、胸腔积液、心包积液、痛风石、杵状指、腊肠趾
实验室辅助检查	血常规	血红蛋白：慢性风湿病常伴有贫血
		白细胞：升高见于化脓性关节炎，减少可见于系统性红斑狼疮
	血沉	升高的程度和持续时间有助于诊断和随访病情，如骨关节炎血沉仅轻度升高，类风湿关节炎、系统性红斑狼疮活动期可明显升高
		C 反应蛋白：炎症或风湿性疾病明显升高
		尿酸：急性痛风发作时多升高，少数降低
	血清学检查	类风湿因子：类风湿关节炎活动期 70% 呈阳性，但 5% 正常人有低滴度阳性
		ASO：可能与风湿热相关联
		自身抗体：抗核抗体、可提取性核抗原抗体谱、抗双链 DNA 抗体，抗 CCP、HLA-B27 有助于风湿病诊断
	关节液检查	常规：颜色、透明度、黏性、黏蛋白凝集试验
		细胞计数：白细胞 > $200 \times 10^6/L$ 提示炎症反应
		细菌培养：阳性提示感染
		偏振光显微镜：见尿酸盐结晶可确诊痛风
	影像学检查	X 线、MRI 等：排除骨折、确定关节面破坏、关节间隙狭窄、关节脱位、骨质疏松和骨质增生等情况
		超声了解滑膜、积液等情况
		骨扫描
	其他	关节镜、骨扫描

关节痛在临床较为普遍，病因繁多、牵涉广泛、特点各异。既可以是骨与软骨、滑膜和韧带的局部炎症表现，也可见于系统性红斑狼疮、痛风等多器官系统功能障碍性疾病的关节受累表现。其受累关节分布、疼痛性质、伴随表现、体格检查、影像学检查以及临床转归，各具特点。全科医生须建立清晰的临床逻辑思维，以正确指导关节痛的诊疗管理路径。

关节积液检查情况见表1-13。

表1-13 关节积液检查情况的分类

分类	关节积液白细胞数	中性粒细胞比例	疾病示例
正常	$0 \sim 0.2 \times 10^9/L$	$< 25\%$	—
非炎性	$< 2 \times 10^9/L$	$< 25\%$	骨关节炎，关节内紊乱，黏液性水肿伴侵蚀性骨关节炎
炎性	$(2 \sim 50) \times 10^9/L$	$> 75\%$	类风湿关节炎，银屑病性关节炎，痛风，假性痛风，淋球菌感染
感染性	$> 50 \times 10^9/L$；常$> 100 \times 10^9/L$	常$> 90\%$	感染性关节炎（首要考虑）；偶尔见于痛风、假性痛风、反应性关节炎，莱姆病

第五节 咳嗽

咳嗽是声门迅速打开，通过快速气流将呼吸道内分泌物或渗出物排出口腔外的动作。正常支气管黏膜腺体和杯状细胞只分泌少量黏液，使呼吸道黏膜保持湿润，可有少量清痰咳出。当呼吸道遭受某些因素刺激时，黏膜充血水肿，黏液分泌增多，毛细血管壁通透性增加，浆液渗出，此时含有红细胞、白细胞、巨噬细胞、纤维蛋白等的渗出物与黏液、吸入的细颗粒物尘埃，病原体和某些组织破坏产物等混合成痰，所以要重视气道深部咳出痰的相关检查的临床诊断意义，比如，在邻近气道的肺癌或呼吸系统感染性疾病和肺寄生虫病时，痰或肺泡灌洗液中可以查到肿瘤的细胞，相关的致病源如病毒、细菌、非典型致病体，阿米巴原虫和某些寄生虫卵等。在肺淤血和肺水肿时，因毛细血管通透性增高，肺泡和小支气管内有不同程度的浆液漏出，也会引起咳痰。

一、流行病学

咳嗽是社区医疗中最常见的症状之一，特别是在冬末春初，以及感冒之后。有些咳嗽可以持续数天，但也有些咳嗽可以持续几个月。国内慢性咳嗽患者以 30 ～ 40 年龄段最多，男女比例接近，而欧美地区以 50 ～ 60 年龄段最多，且女性比例明显高于男性。随着空气污染的加重，慢性咳嗽以及过敏引起的咳嗽患者有明显升高的趋势。

二、病因和分类

引起咳嗽的病因较多，主要包括：咽喉部、支气管、肺、胸膜疾病，有些心血管疾病、神经系统疾病甚至药物作用也可以引起咳嗽。

（一）病因

1. 呼吸道疾病

从鼻咽部到小支气管黏膜受到刺激时，均可引起咳嗽。刺激效应以喉部杓状间腔和气管分叉部黏膜最敏感。肺泡病变不易引起咳嗽，这也是某些肺炎患者咳嗽症状不重的原因。当肺泡内产生稀薄分泌物、渗出物、漏出物，并进入小支气道后，才出现咳嗽的症状。这种现象也与分布于肺泡细胞纤维末梢受刺激，尤其是化学性刺激有关。呼吸道各部位（如咽、喉、气管、支气管和肺泡）受到刺激性气体（如冷热空气、氯、溴氨等）、烟雾粉尘等细颗粒物（PM2.5，PM10）、异物、炎症、出血与肿物的刺激均可引发咳嗽。支气管哮喘、慢性支气管炎、肺炎、肺癌等发病最早期的症状之一是咳嗽。

2. 胸膜疾病

胸膜受到刺激也可以引起咳嗽的表现。胸膜炎、胸膜间皮瘤或胸膜受到刺激（如自发性或外伤性气胸、血胸、胸膜腔穿刺）等均可引起咳嗽。

3. 心血管疾病

当二尖瓣狭窄或左心衰竭引起肺动脉高压、肺淤血、肺水肿，或因右心及体循环静脉栓子脱落，或羊水、气栓、瘤栓引起肺栓塞时，肺泡与支气管内漏出物或渗出物刺激肺泡壁及支气管黏膜而导致咳嗽。

4. 胃食管反流病

当各种原因导致的抗反流机制减弱，胃内反流物的刺激和损伤咽喉部及气管黏膜引起咳嗽。少数患者以咳嗽与哮喘为首发或主要症状，个别患者因反流物吸入气道，可引起吸入性肺炎，甚至肺间质纤维化。

5. 中枢神经因素

咳嗽既可以是被动行为，也可以是主动行为。从大脑皮层发出的冲动传至延髓咳嗽中枢，人可随意引发咳嗽或抑制咳嗽反射。因此有些脑炎、脑膜炎也可导致咳嗽。

来自呼吸系统及呼吸系统以外的器官（如脑、耳、内脏）的刺激经迷走神经、舌咽神经和三叉神经与皮肤的感觉神经纤维传入，经喉下神经、膈神经与脊神经分别传到咽肌、声门、膈与其他呼吸肌，引起咳嗽动作。咳嗽动作首先是快速、短促吸气，膈下降，声门迅速关闭，随即呼气肌与腹肌快速收缩，使肺内压迅速升高；然后声门突然开放，肺内高压气流喷射而出，冲击声门裂隙而发生咳嗽动作与特别声响，呼吸道内分泌物或异物等随之被排出。

（二）分类

咳嗽通常按时间分为 3 类：急性咳嗽、亚急性咳嗽和慢性咳嗽。急性咳嗽＜ 3 周，亚急性咳嗽为 3 ～ 8 周，慢性咳嗽＞ 8 周。急性及亚急性咳嗽多见于呼吸道感染或呼吸道、胸膜等受到刺激，也可以见于某些迅速被控制的心血管、肺疾病。慢性咳嗽病因较多，根据胸部 X 线检查有无异常可进一步分为两类：X 线胸片有明确病变者，如肺炎、肺结核、支气管肺癌等；X 线胸片无明显异常。

三、临床表现

因咳嗽的病因不同，其临床表现也各不相同：

（1）长期剧烈、频繁咳嗽可致呼吸肌疼痛，使患者不能有效地咳嗽和咳痰，并可导致失眠、头痛、食欲减退等。

（2）剧烈咳嗽可因胸膜脏层破裂而发生自发性气胸，或因呼吸道黏膜受损产生咯血，也可导致胸、腹部手术后的切口裂开。

（3）不能有效咳痰者，痰液潴留可诱发或加重肺部感染，并使肺通气、换气功能受损。

（4）如伴有喉返神经麻痹，气道痉挛或狭窄，呼吸肌无力等痰不能咳出时，可能出现呼吸衰竭，痰阻窒息危及生命。

（一）咳嗽的性质

咳嗽无痰或痰量甚少，称干性咳嗽，见于急性咽喉炎、急性支气管炎初期、肺癌、胸膜炎、喉及肺结核、二尖瓣狭窄、原发性肺动脉高压、间质性肺炎等。咳嗽伴有痰液称湿性咳嗽，见于慢性阻塞性肺疾病（COPD）、肺炎、肺脓肿、支气管扩张症、空洞性肺结核、肺囊肿合并感染、支气管胸膜瘘等。

（二）咳嗽的时间与节律

主要表现：

（1）突然出现的发作性咳嗽，常见于吸入刺激性气体所致急性咽喉炎与气管－支气管炎、气管与支气管异物、百日咳、支气管内膜结核、气管或支气管分叉部受压迫刺激（如淋巴结结核、肿瘤或主动脉瘤）等；少数支气管哮喘也可表现为长时间（3个月以上）发作性咳嗽，在受到各种异味、吸入冷气、运动刺激或夜间更易出现，而无明显呼吸困难（咳嗽变异性哮喘）。

（2）长期慢性咳嗽多见于慢性呼吸系统疾病，如COPD、纤维素性支气管炎、支气管扩张症、肺囊肿、肺脓肿、肺结核、特发性肺纤维化和各种肺尘埃沉着症等。此外，COPD、上气道咳嗽综合征（UACS）、支气管扩张症和肺脓肿等咳嗽往往于清晨或夜间变动体位时加剧，并伴咳痰。

（3）餐后咳嗽或平卧、弯腰、夜间阵发性咳嗽，且与季节无关，见于胃食管反流病。

（4）左心衰竭夜间咳嗽明显，可能与夜间肺淤血加重及迷走神经兴奋性增高有关。

（三）咳嗽的音色

指咳嗽声音的色彩和特点：

（1）咳嗽声音嘶哑，多见于喉炎、喉结核喉、喉癌和喉返神经麻痹等；而经常清喉（嗓）咳嗽、有鼻后咽部滴漏的感觉，常见于鼻炎、鼻窦炎所致 UACS。

（2）金属音调咳嗽，见于纵隔肿瘤、主动脉瘤或支气管肺癌、淋巴瘤、结节病压迫气管等。

（3）阵发性连续剧咳伴有高调吸气回声（鸡鸣样咳嗽），见于百日咳、会厌、喉部疾病和气管受压主气道狭窄。

（4）咳嗽声音低微或无声，见于严重肺气肿、极度衰弱或声带麻痹，呼吸肌无力或痰阻患者。

（四）痰的性状和量

痰的性质可分为黏液性、浆液性、黏液脓性、脓性、血性等。

（1）急性呼吸道炎症时痰量较少，多呈黏液性或黏液脓性。

（2）COPD 的痰液多为黏液泡沫样，当痰量增多，且转为脓性时，常提示急性加重。

（3）支气管扩张症、肺脓肿、支气管胸膜瘘时痰量较多（脓性黄绿色，清晨与晚睡前增多，且排痰与体位有关），痰量多时静置后出现分层现象（上层为泡沫、中层为浆液或浆液脓性、底层为坏死组织碎屑）。

（4）脓痰有恶臭气味者，提示有厌氧菌感染。

（5）黄绿色或翠绿色痰，提示铜绿假单胞菌感染。

（6）痰白黏稠、牵拉成丝难以咳出，提示有白色念珠菌感染。

（7）大量稀薄浆液性痰中含粉皮样物，提示棘球蚴病（包虫病）。

（8）粉红色泡沫样痰是肺水肿的特征。

（9）反复剧烈咳嗽后，咳出淡红色或乳白色有弹性、质韧的树枝状物，提示为纤维素性支气管炎。

（10）每天咳数百至上千毫升浆液泡沫样痰，应考虑弥漫性肺泡癌。

四、评估和诊断

（一）评估

虽然临床上大多数咳嗽为良性咳嗽，但也有些咳嗽是致命的，或者是病人难以忍受的。详细询问病史和体格检查是咳嗽患者评估的关键。

（二）诊断

急性咳嗽的诊断主要应注意区分是否伴有重症疾病。根据病史、体格检查和选择相关检查进行鉴别。急性咳嗽有可能是一些严重疾病的征象，如急性心肌梗死、左心功能不全、肺炎、气胸、肺栓塞及异物吸入。此时需要积极处理原发病，稳定患者的生命体征，必要时转往上级医院。

亚急性咳嗽最常见的原因是感染后咳嗽（PIC），其次为咳嗽变异性哮喘（CVA）、嗜酸性粒细胞支气管炎（EB）、上气道咳嗽综合征（UACS）[鼻后滴流综合征（PNDS）] 等。在处理亚急性咳嗽时，首先要明确咳嗽是否继发于先前的呼吸道感染，并进行经验性治疗。治疗无效者，再考虑其他病因并参考慢性咳嗽诊断流程进行诊治。

慢性咳嗽的诊断应首先考虑 CVA、UACS、EB 和胃食管反流性咳嗽（GERC）等常见病因。国内慢性咳嗽病因调查结果显示，变应性咳嗽（AC）亦是慢性咳嗽的常见病因，上述疾病约占慢性咳嗽病因的 70%～95%。多数慢性咳嗽与感染无关，因此应避免滥用抗菌药物治疗。此时需要转往上级医院完善相关检查，根据病史选择有关检查，由简单到复杂。血清学抗体检测、通气功能检查、支气管激发试验和诱导痰细胞学检查为慢性咳嗽的一线检查，FeNO 检查作为诱导痰细胞学检查的补充手段，24 小时多通道食管腔内阻抗 pH 监测和高分辨食管内压力阻抗联合测定为二线检查。

第六节　血尿

一、流行病学

血尿是指尿液中含有较多的红细胞，临床上按程度可分为镜下血尿和肉眼血尿两种。前者是指尿色正常，须经显微镜检查方能确定，通常离心沉淀后的尿液镜检每高倍视野有红细胞 3 个以上，相当于相差显微镜下每毫升尿中红细胞＞8000 个或普通光学显微镜下每毫升尿中红细胞＞2000 个。后者是指肉眼见到红色或血样尿，甚至血凝块。通常每升尿量含血量大于 1mL 以上，肉眼可见血色。任何可以发生镜下血尿的疾病，当出血量较多时，都可呈肉眼血尿。

血尿是临床上常见的症状，发生率约为每年 4%。血尿既可以是泌尿系统疾病的表现，也可以是某些全身疾病所致的一部分。年轻的成年患者，血尿可是一过性的，且无不良后果。成人一过性镜下血尿很常见，一项前瞻性队列研究纳入了一家医疗机构 2421585 人，有 40% 存在无症状性镜下血尿，其中 66% 复查尿液分析结果显示镜下血尿。另一项研究评估了 1000 名 18～33 岁每年进行尿液分析的年轻男性，39% 至少有过 1 次血尿，16% 有 2 次或以上。高达 13% 的老年男性和绝经后女性也可出现血尿。在 5 项流行病学研究中，无症状镜下血尿患者的比例为 0.19%～16.1%。在老年患者中患病率较高，女性患病率比男性高。

大部分一过性血尿患者并没有明显的病因。发热、感染、创伤和运动都可能造成一过性血尿。但在年龄较大的血尿患者中，即使血尿是一过性的，也可能存在恶性肿瘤的风险。在 50～59 岁的患者中，肉眼血尿和镜下血尿男性患者的恶性肿瘤检出率分别为 20.4% 和 1.9%，女性患者分别为 8.9% 和 1.9%。在 60～69 岁的患者中，肉眼血尿和镜下血尿男性患者的恶性肿瘤检出率分别为 28.9% 和 7.9%，女性患者分别为 21.1% 和 4.5%。

引起血尿的病因中，以下尿路感染最为常见，多为镜下血尿，女性更为常见。约 11% 的美国妇女至少每年有一次被医生诊断为尿道感染，60% 的妇女一生中可能有泌尿道感染。其次是结石和肿瘤，70% 的膀胱癌患者、40% 的肾癌患者可有肉眼血尿，前列腺癌、输尿管癌的肉眼血尿发生率为 5%～10%。

全科医生对血尿患者要仔细询问病史和体格检查，并选择合适的辅助检查，以尽早明确病因并实施治疗，但在部分患者可能难以发现血尿的确切病因。

二、病因和分类

引起血尿的原因有很多，可以由泌尿系统原发疾病引起，也可由全身性疾病或泌尿系统邻近器官疾病所致。血尿根据其来源，可分为肾小球性和非肾小球性血尿；按照症状可分为症状性和无症状性血尿；按持续时间可分为一过性、间歇性和持续性血尿。引起血尿的常见原因见表 1–14。

表 1-14 血尿的常见原因

部位	病因	疾病
泌尿系统疾病	免疫性炎症	急性肾小球肾炎，急进性肾小球肾炎，慢性肾小球性肾炎，IgA 肾病过敏性紫癜肾炎，狼疮性肾炎，小血管炎肾损害
	感染性炎症	非特异性：肾盂肾炎，膀胱炎，前列腺炎，尿道炎，肾脓肿 特异性：肾结核，膀胱结核，寄生虫感染
	结石	肾、输尿管结石，膀胱结石
	肿瘤	肾脏肿瘤，膀胱肿瘤，输尿管肿瘤，前列腺肿瘤
	损伤	外伤、手术、器械检查等所致急性肾损伤，尿道、膀胱损伤
	遗传性疾病	多囊肾
	血管性病变	肾动脉栓塞，肾静脉血栓形成，恶性高血压；胡桃夹现象（左肾静脉压迫）
	其他病变或异常	肾下垂，膀胱憩室，游走肾，前列腺增生
尿路邻近器官疾病	炎症	急性阑尾炎，盆腔炎，输卵管炎
	肿瘤	结直肠癌，宫颈癌，卵巢恶性肿瘤
全身性疾病	血液病	血小板减少性紫癜，白血病，再生障碍性贫血，血友病，镰状红细胞病
	感染性疾病	流行性出血热，钩端螺旋体病，感染性心内膜炎
	结缔组织疾病	结节性多动脉炎
	代谢性疾病	高尿酸血症、特发性高钙尿症
其他	理化因素	抗凝药物，非甾体消炎药，磺胺类药物，氨基糖苷类药物，环磷酰胺，铅汞中毒
	运动	运动后血尿
	原因未明	特发性血尿

引起血尿的少见原因包括遗传性肾炎（Alport 综合征）、薄基底膜肾病、海绵肾、肾动静脉瘘、肾小动脉瘤、先天性尿道憩室、尿道肉阜、尿道脱垂、前列腺血管曲张、泌尿道子宫内膜异位、生物毒素（鱼胆、蛇毒）中毒、放射线损

伤、高原性血尿等。

三、临床表现

根据不同原因所致血尿的临床特点,可用于血尿的常见病因识别(表 1-15)。

表 1-15 不同原因所致血尿的临床特点

病因	常见疾病	临床特点
肾小球疾病	急性肾小球肾炎,慢性肾小球肾炎、急进性肾小球肾炎	血尿伴有少尿、水肿、高血压,部分患者可有肾功能异常、起病前常有上呼吸道感染病史
泌尿系统感染	上尿路感染:急性肾盂肾炎 下尿路感染:膀胱炎,前列腺炎 泌尿系统结核	血尿伴寒战、发热、腰痛 血尿伴尿频、尿急、尿痛等膀胱刺激症状,严重时可伴有发热 病程偏长,病情起伏
泌尿系统肿瘤	肾癌、膀胱癌、前列腺癌	无痛性间歇性血尿,可伴有贫血、消瘦等全身症状,部分肾癌患者腰部可扪及肿块
泌尿系统结石	肾结石、输尿管结石、膀胱结石	血尿伴患侧腰腹部绞痛,并向会阴部及大腿内侧放射
前列腺增生性疾病	良性前列腺增生	中老年人多见,血尿伴排尿不畅、尿流中断、夜尿增多
全身性疾病	血液病:血小板减少性紫癜、再生障碍性贫血 结缔组织病:系统性红斑狼疮等	血尿伴有皮肤黏膜、牙龈等其他部位的出血 血尿伴有面部蝶形红斑、关节痛、光过敏等

四、评估和诊断

对于血尿患者都应评估其潜在的疾病,做出正确的诊断。首先需排除假性血尿;在确定为真性血尿后,应根据病史要点、体格检查,结合相应的辅助检查结果进行综合分析,明确血尿的原因。

(一)排除假性血尿

当服用某些药物或食物的情况下,可以引起尿色发红,血红蛋白尿时也会出现尿色异常,但镜检无红细胞;邻近器官出血混进尿液也可造成血尿的假象,如月经或非月经期的阴道出血。假性血尿可以通过必要的病史询问和体格检查加以排除。引起假性血尿的常见原因见表1-16。

表1-16　引起假性血尿的常见原因

分类	病因
混入性血尿	邻近器官出血混进尿液，如月经、子宫阴道出血、直肠息肉、痔等
非血性红色尿	食用含人工花青的甜菜根、浆果；利福平、酚红、苯妥英钠、氨基比林、布洛芬、间苯二酚、大黄等
血红蛋白尿和肌红蛋白尿	急性溶血、挤压伤、重度烧伤、蛇咬伤等
卟啉尿	血卟啉病、铅中毒

（二）病因诊断

1.病史询问要点

（1）年龄和性别

新生儿期血尿见于新生儿出血症、严重缺氧窒息、败血症、泌尿系统畸形、肾静脉血栓形成等。婴幼儿期的血尿以先天畸形、肾胚胎肿瘤、溶血尿毒综合征或遗传性肾脏疾病等引起，年长儿则主要为各种原发或继发性肾小球肾炎、泌尿系统感染、外伤、血液病、高钙尿症、家族遗传性肾小球病等多见；青少年或青年出现血尿，需考虑泌尿系感染、结石、结缔组织疾病、肾小球肾炎等；老年男性血尿多见于前列腺增生及泌尿系统肿瘤，女性血尿多见于尿路感染。

（2）血尿的性质

肉眼血尿还是镜下血尿？

（3）血尿与排尿的关系

为初始血尿、终末血尿还是全程血尿？

（4）频率及持续时间

血尿偶尔发生还是反复发生；一过性血尿还是持续性血尿？

（5）诱因

是否存在外伤、药物、呼吸道、胃肠道感染、运动等因素？

（6）伴随症状或体征

是否同时伴有发热、寒战、少尿、尿路刺激症状、排尿困难、腰痛、黄疸、皮疹、皮肤出血、腹部肿块等？

（7）既往病史

有无代谢性疾病、血液系统疾病？有无邻近器官肿瘤和炎症性疾病？有无免疫系统疾病等？

（8）家族史

有无家族性遗传病史如多囊肾、家族性复发性血尿、Alport 综合征等？问诊过程中应关注有无下列报警特征或症状，见表 1-17。

表 1-17　报警症状良性病因严重病因

报警特征或症状	严重病因	良性病因
年龄的增长（＞40岁）	肿瘤	—
男性	肿瘤	—
减肥、食欲缺乏	肿瘤、慢性炎症	—
发热	肿瘤（肾细胞癌）、感染	急性肾盂肾炎
侧腰腹部、背部疼痛	肾梗死 输尿管结石 感染性心内膜炎栓塞 肾囊肿破裂 肿瘤	肾结石 急性肾盂肾炎 腰痛–血尿综合征
最近咽喉肿痛，急性上呼吸道感染，眼睑及足肿胀	急性肾小球肾炎、IgA 肾病	—
恶心、呕吐	尿毒症	肾结石或肾盂肾炎
耳聋	Alport 综合征（遗传性肾炎）	—
咯血	韦格纳肉芽肿病 肺出血肾炎综合征	—
复发性鼻窦炎	韦格纳肉芽肿病	—
关节痛或皮疹	结缔组织病累及肾脏（系统性红斑狼疮、结节性多动脉炎）	—
牙龈出血、瘀斑	出血性疾病（如血小板减少症或过度抗凝）	—
吸烟	膀胱癌	—

报警特征或症状	严重病因	良性病因
使用草药型减肥制剂（含马兜铃酸）	泌尿生殖系统肿瘤	—
曾使用环磷酰胺治疗	膀胱癌	—
盆腔放疗史	膀胱癌	—
曾使用含有非那西丁的镇痛药治疗	膀胱癌	—
部分应用过抗菌药物、NSAIDS 药物	间质性肾炎	—
房颤	肾栓塞	—
肾病综合征基础	肾静脉血栓形成	—
肾病家族史	遗传性肾炎 多囊肾	—
从事皮革、染料、橡胶、轮胎制造行业等方面的职业	膀胱癌	—
感染病史		慢性结核感染或血吸虫感染

2.体格检查要点

（1）一般检查

包括体温、血压、脉搏、呼吸的检查，注意有无贫血、皮肤黏膜有无黄染及出血点，面部有无蝶形红斑，有无下肢及颜面部水肿，心脏听诊有无杂音。

（2）腹部检查

注意腹部有无肿块，各输尿管点、肋脊角有无压痛，膀胱区有无触痛，肾区有无叩痛，腹部血管有无杂音等。

（3）泌尿生殖系统检查

对女性患者，应进行妇科检查，明确有无盆腔肿块及宫颈肿瘤，同时应注意检查尿道口，以排除尿道肉阜；男性患者应进行前列腺触诊，以了解有无前列腺触痛、增生或结节。

3.必要的辅助检查

（1）尿液检查

①尿常规：明确是否为真性血尿，并排除某些情况引起的假性血尿。有时通

过尿常规检查，可初步判断血尿的原因，如尿常规检查中发现大量白细胞常提示泌尿系统感染，发现异型细胞提示膀胱或尿道恶性肿瘤。红细胞管型提示肾小球性血尿或血管炎，也偶见于急性间质性肾炎中。

②尿三杯试验：尿三杯试验可用于判断血尿的来源。在排尿初期、中段和终末段各留一杯尿，如第一杯（初始段）尿呈红色或镜下有较多红细胞，表示病变位于尿道。第三杯（终末段）尿呈红色或镜下有较多红细胞，表示病变位在膀胱颈部、三角区或后尿道部位；如三杯均呈红色，表示病变在肾脏、输尿管或膀胱。

③尿红细胞形态检查：尿相差显微镜检查可用于观察红细胞形态，是区分肾小球性和非肾小球性血尿的重要手段。肾小球性血尿多为小细胞，且细胞形态畸形多样或以畸形红细胞为主（＞80%畸形红细胞）；只要尿液中存在棘红细胞，无论其绝对计数或比例如何，就应该考虑请肾病科会诊，而不是进行烦琐的泌尿道评估。非肾小球性血尿多可见正常形态红细胞。

④尿培养：尿细菌培养可用于明确尿路感染性疾病，同时药敏试验可帮助选用敏感抗菌药物。怀疑结核应采集3次晨尿行抗酸染色和结核菌培养。

⑤尿蛋白定性或定量测定：肉眼血尿时，尿蛋白测定可呈阳性，但一般不超过（＋＋），24小时定量多不足1g。若血尿同时查尿蛋白≥（＋＋＋），或24小时定量＞1g，该血尿多为肾小球源性。

⑥尿脱落细胞检查：新鲜尿液的脱落细胞或膀胱冲洗液的细胞学检查有助于膀胱移行细胞癌的诊断。对于40岁以上的血尿患者，如怀疑泌尿系统肿瘤者应行尿脱落细胞学检查。

（2）血液检查

包括血常规检查、血沉、肝肾功能检查等。如考虑急性肾小球肾炎，应进一步行抗"O"、血清补体检查；怀疑结缔组织疾病时，可行自身抗体检测；如怀疑前列腺肿瘤，可行前列腺特异性抗原检测。

（3）无创性辅助检查

①腹部超声：能发现结石、钙化病灶及肿块，对于尿路结石、肾结核、肾及输尿管肿瘤等病变能提供重要参考信息。对于血管性病变也有一定的诊断价值，是血尿鉴别诊断不可或缺的检查方法。

②腹部X线检查：包括腹部平片、静脉肾盂造影（IVP）。腹部平片检查可

发现不透 X 光的结石；静脉肾盂造影对于泌尿系统结核、肿瘤、先天畸形、结石以及慢性肾盂肾炎的鉴别诊断能提供重要信息。

③CT：主要用于肾脏占位性病变的诊断及鉴别诊断，对较小的占位性病变而言，较超声和静脉肾盂造影更为敏感。所有无法解释的持续性血尿——即没有感染、肾小球性血尿或其他已知血尿来源的患者，应接受多层计算机断层扫描尿路造影术（CTU）检查。有恶性肿瘤危险因素的一过性血尿患者也应接受 CTU 检查。

（4）有创性辅助检查

①膀胱镜：在血尿发作期间行膀胱镜检查对于无症状的血尿有诊断价值，可确定血尿来自哪一侧肾脏和输尿管；并可直接观察尿道和膀胱内病变的部位、大小、性质，同时可从病变部位取活组织做病理检查。除非有活动性泌尿系感染或已知存在肾小球性血尿，否则所有肉眼血尿患者都应接受膀胱镜检查。然而，由于血凝块通常由肾小球外出血引起，意味着局部大量出血，故即使有肾小球性血尿的证据，有血凝块排出的患者仍应接受膀胱镜检查。对于持续性镜下血尿患者，如果血尿难以解释——即没有感染、肾小球性血尿或其他已知血尿来源，且存在恶性肿瘤危险因素，也应该接受膀胱镜检查。对于存在不能解释的持续性镜下血尿、但没有恶性肿瘤危险因素的患者，膀胱镜的作用尚不明确。

②肾动脉和静脉造影：为肾动脉栓塞、肾内动静脉瘘、肾动静脉血栓、胡桃夹现象等肾血管疾病提供诊断依据。

③肾穿刺活检：主要用于明确肾小球源性血尿的病因，能了解肾组织病变性质和程度，是重要的有创性辅助检查。通常不对孤立性肾小球性血尿的患者（即无蛋白尿、无血清肌酐升高、血压较前稳定的基线值没有升高、无全身表现）进行肾活检，因为对此类患者并没有特异性的治疗方法，活检结果一般不会影响对此类患者的处理，而且只要没有进展性疾病证据，其肾脏预后极好。当对此类患者进行活检时，最常见的结果为正常或存在以下 4 种疾病之一：IgA 肾病、薄基底膜肾病（良性家族性血尿）、肾小球轻微病变以及遗传性肾炎（Alport 综合征）。持续性孤立性非肾小球性血尿即无异形红细胞或红细胞管型，无蛋白尿患者，无须进行肾活检。

第七节　腹痛

一、流行病学

腹痛是临床极其常见的症状，在总人群中约 10%～46% 的人有腹部痉挛和疼痛，女性的患病率高于男性，在不同年龄组患病率相似。在基层和医院急诊就诊病人中约 10% 的患者是由于腹痛而就医的。

腹痛可以由多种原因引起，轻者可以自愈，不需要治疗；重者可能危及生命，需要立即进行抢救和生命支持。及时而准确的诊断能够确保患者获得合适的诊疗，并取得良好的预后。腹痛大多由腹部脏器疾病引起，但腹腔外疾病及全身性疾病也可引起腹痛。病变的性质和刺激的程度影响着腹痛的性质和程度，同时神经和心理因素也参与在腹痛的感受中。因此，全科医生必须了解腹痛发生的病理生理过程，并在医疗工作中认真了解病史，进行全面体格检查和必要的辅助检查，综合分析判断患者是否需要紧急处理，以及是否需要及时转诊上级医院进行诊治。对于无须紧急处理或转诊的患者要给予适当处理，并尽可能查找病因。

二、病因和分类

腹痛是一种局限或弥漫的腹部不快感或腹腔内疼痛。根据腹痛的起病缓急、病程长短分为急性腹痛和慢性腹痛（但急性腹痛没有确切的时间定义）。急性腹痛病因多为紧急情况，需要立即或尽快（24 小时内）处理以阻止病情继续恶化；慢性腹痛（通常在 1 个月以上）病因则多为非紧急情况，不需要马上处理。

（一）急性腹痛

1.腹腔器官急性炎症

如急性胃炎、急性肠炎、急性胰腺炎、急性出血坏死性肠炎、急性胆囊炎、急性阑尾炎等。

2. 空腔脏器阻塞或扩张

如肠梗阻、肠套叠、胆道结石、胆道蛔虫症、泌尿系统结石梗阻等。

3. 脏器扭转或破裂

如肠扭转、肠绞窄、胃肠穿孔、肠系膜或大网膜扭转、卵巢扭转、肝破裂、脾破裂、异位妊娠破裂等。

4. 腹膜炎症

多由胃肠穿孔引起，少部分为自发性腹膜炎。

5. 腹腔内血管阻塞

如缺血性肠病、夹层腹主动脉瘤和门静脉血栓形成。

6. 腹壁疾病

如腹壁挫伤、脓肿及腹壁皮肤带状疱疹。

7. 胸腔疾病所致腹部牵涉性痛

如肺炎、肺梗死、心绞痛、心肌梗死、急性心包炎、胸膜炎、食管裂孔疝、胸椎结核。

8. 全身性疾病所致腹痛

如腹型过敏性紫癜、糖尿病酸中毒、尿毒症、铅中毒、血卟啉病等。

（二）慢性腹痛

1. 腹腔脏器慢性炎症

如慢性胃炎、十二指肠炎、慢性胆囊炎及胆道感染、慢性胰腺炎、结核性腹膜炎、溃疡性结肠炎、Crohn 病等。

2. 消化道运动障碍

如功能性消化不良、肠易激综合征及胆道运动功能障碍等。

3. 消化性溃疡

包括胃、十二指肠溃疡。

4. 腹腔脏器扭转或梗阻

如慢性胃、肠扭转，十二指肠壅滞，慢性肠梗阻。

5. 脏器包膜的牵张

实质性器官因病变肿胀，导致包膜张力增加而发生的腹痛，如肝淤血、肝炎、肝脓肿、肝癌等。

6. 中毒与代谢障碍

如铅中毒、尿毒症等。

7. 肿瘤压迫及浸润

以恶性肿瘤居多，与肿瘤不断生长、压迫和侵犯感觉神经有关。

三、临床表现

（一）腹痛的机制

1. 内脏性腹痛

内脏性腹痛是腹内某一器官的痛觉信号由交感神经传入脊髓引起，其特点包括：疼痛部位不确切，疼痛感觉模糊，常伴恶心、呕吐、出汗等其他自主神经兴奋症状。

2. 躯体性腹痛

躯体性腹痛是来自腹膜壁层及腹壁痛觉，其特点包括：定位准确，程度剧烈而持续，可有局部腹肌强直，腹痛可因咳嗽、体位变化而引起或加重。

3. 牵涉痛

牵涉痛指某些内脏疼痛牵涉到身体体表部位，即内脏痛觉信号传至相应脊髓节段，引起该节段支配的体表部位疼痛。特点是定位明确，疼痛剧烈，有压痛、肌紧张及感觉过敏等。

临床上的腹痛随着病程的进展，往往涉及多个发生机制，如阑尾炎早期疼痛在脐周或上腹部，常有恶心、呕吐，为内脏性疼痛。随着疾病的发展，持续而强烈的炎症刺激影响相应脊髓节段的躯体传入纤维，出现牵涉痛，疼痛转移至右下腹麦氏（Mc Burney）点；当炎症进一步发展波及腹膜壁层，则出现躯体性疼痛，程度剧烈，伴以压痛、肌紧张及反跳痛。

（二）腹痛的部位

腹痛可发生在腹部任何位置。为了比较容易描述，我们通常把腹部分为四个区域，即左上腹、左下腹、右上腹、右下腹。也有腹部九分区法，即左右季肋部、左右腰部、左右髂部，以及上腹部、中腹部、下腹部。胃、十二指肠和胰腺疾病，疼痛多在中上腹部；胆囊炎、胆石症、肝脓肿等疼痛多在右上腹部；急性阑尾炎疼痛在右下腹 McBurney 点；小肠疾病疼痛多在脐部或脐周（中腹部）；结肠疾病疼痛多在下腹或左下腹部；膀胱炎、盆腔炎及异位妊娠破裂，疼痛亦在下腹部。弥漫性或部位不定的疼痛见于急性弥漫性腹膜炎、机械性肠梗阻、急性出血坏死性肠炎、血卟啉病、铅中毒、腹型过敏性紫癜等（常见腹痛部位及诊断见表 1-18）。

表 1-18　常见腹痛的疼痛定位及来源、诊断

疼痛定位	可能来源	可能诊断
左上腹	食管、胃、十二指肠、胰腺、结肠脾曲	胃食管反流、胃炎、十二指肠或胃溃疡、胰腺炎、结肠肝曲综合征
右上腹	胆囊、肝脏、结肠肝曲	胆囊炎、肝炎、结肠脾曲综合征
左下腹	左（肾）输尿管、降结肠/乙状结肠、左侧附件	左（肾）输尿管结石、憩室炎、妇科病变、盆腔炎、
右下腹	右（肾）输尿管、升结肠/盲肠、右侧附件	克罗恩病等回肠结肠炎，阑尾炎，卵巢囊肿、盆腔炎

（三）腹痛的疼痛性质和程度

腹痛的性质可有痉挛性疼痛、烧灼样疼痛、刀割样疼痛、隐痛等。不同的疼痛性质可以帮助我们判断不同的疾病性质，如突发的中上腹剧烈刀割样痛、烧灼样痛，多为胃、十二指肠溃疡穿孔；中上腹持续性隐痛多考虑慢性胃炎及胃、十二指肠溃疡；上腹部持续性钝痛或刀割样疼痛呈阵发性加剧多为急性胰腺炎；胆石症或泌尿系统结石常为阵发性剧烈绞痛；阵发性剑突下钻顶样疼痛是胆道蛔虫症的典型表现；持续性、广泛性剧烈腹痛伴腹壁肌紧张或板样强直，提示为急性弥漫性腹膜炎。其中隐痛或钝痛多为内脏性疼痛，多由胃肠张力变化或轻度炎症引起，胀痛则可能为实质脏器包膜牵张所致。

（四）腹痛的诱发因素及发作时间

进油腻食物史可能诱发胆囊炎或胆石症发作，急性胰腺炎发作前则常有酗酒、暴饮暴食史，部分机械性肠梗阻多与腹部手术有关，腹部受暴力作用引起的剧痛并有休克者，可能是肝、脾破裂所致。餐后痛可能由于胆胰疾病、胃部肿瘤

或消化不良所致，周期性、节律性上腹痛见于胃、十二指肠溃疡，子宫内膜异位者腹痛与月经来潮相关，卵泡破裂者发作在月经间期（表1-19）。

表 1-19　疼痛触发 / 缓解因素及诊断

疼痛触发 / 缓解	可能诊断
餐后	胃溃疡、慢性胰腺炎，胆囊结石，腹部缺血，肠易激惹综合征（IBS），功能性消化不良，餐后不适综合征
进食缓解	十二指肠溃疡性疾病
排便后缓解	IBS、便秘
月经周期	妇科疾病
尿急	间质性膀胱炎
体力活动	慢性腹壁疼痛，腹部皮肤神经卡压综合征

（五）腹痛与体位的关系

某些体位可使腹痛加剧或减轻，使其具有特异性表现。如胃黏膜脱垂病人左侧卧位可使疼痛减轻，十二指肠瘫滞症患者膝胸或俯卧位可使腹痛及呕吐等症状缓解，胰体癌患者仰卧位时疼痛明显，而前倾位或俯卧位时减轻，反流性食管炎患者烧灼痛在躯体前屈时明显，直立位时减轻。

四、评估与诊断

（一）腹痛的临床评估

虽然单纯病史和体格检查不足以明确腹痛的病因诊断，包括同时参考基层的实验室指标也未必能够及时找到腹痛的原因。但病史结合体格检查可以帮助全科医生完成腹痛患者的初步临床评估，判断其是否处于紧急或非紧急状况，并恰当选择下一步处理方案。

1.病史

主诉和病史反映了患者的最主要痛苦及其发展进程，是疾病发生发展的再现。病史采集应该包括疼痛性质、持续时间及伴随症状。同时要了解患者的其他疾病、外伤史以及所处的生活环境等信息。我们可以通过一串英文字母"$P_3QR_3ST_3$"来帮助记忆如何完整描述腹痛病史。

·P₃：疼痛部位（Positional）、诱发因素（Provoking factors）、缓解手段（Palliating）

·Q：疼痛性质（Quality）

·R₃：疼痛范围（Region）、放射部位（Radiation）、牵涉疼痛（Referral）

·S：疼痛严重程度（Severity）

·T₃：疼痛发作时间及方式（Time and mode of onset）、进展特征（Type of progression）及前驱症状发生时间（Time of previous episodes）

（1）年龄、性别及职业

幼儿腹痛的常见原因有先天畸形、肠套叠、蛔虫病等；青壮年以急性阑尾炎、胰腺炎、消化性溃疡等多见；中老年以胆囊炎、胆石症、恶性肿瘤、心血管疾病多见；育龄妇女要考虑卵巢囊肿扭转、宫外孕等；有长期铅接触的工作者要考虑铅中毒的可能性。

（2）腹痛发作

有无饮食、外科手术等诱因，急性起病者要特别注意各种急腹症的鉴别，因其涉及内、外科处理的方向，应仔细询问、寻找诊断线索。缓慢起病者涉及功能性与器质性及良性与恶性疾病的区别，除注意病因、诱因外，应特别注意缓解因素。

（3）腹痛的部位

腹痛的部位多代表疾病部位，对牵涉痛的理解更有助于判断疾病的部位和性质。熟悉神经分布与腹部脏器的关系（表1-20）对疾病的定位诊断有利。

表1-20　内脏病变与体表感受的关系

内脏	传入神经	脊髓节段	体表感应位置
胃	内脏大神经	胸脊节 6～10	上腹部
小肠	内脏大神经	胸脊节 7～10	脐部
升结肠	腰交感神经与主动脉前神经丛	胸脊节 12 与腰脊节	下腹部
乙状结肠与直肠	骨盆神经及其神经丛	骶脊节 1～4	会阴部与肛门区
肝胆	内脏大神经	胸脊节 7～10	右上腹及右肩甲
肾与输尿管	内脏最下神经及神经丛	胸脊节 12 与腰脊节 1～2	腰部与腹股沟
膀胱底部	上腹下神经丛	胸脊节 11、12 与腰脊节 1	耻骨上区及下背
膀胱颈	骨盆神经及其神经丛	骶脊节 2～4	会阴部与阴茎
子宫底	上腹下神经丛	胸脊节 11、12 与腰脊节 1	耻骨上区及背部

内脏	传入神经	脊髓节段	体表感应位置
子宫颈	骨盆神经及其神经丛	骶 - 脊节 2～4	会阴

（4）腹痛的性质和严重程度

腹痛的性质与病变性质密切相关。烧灼样痛多与化学性刺激有关，如胃酸的刺激；绞痛多为空腔脏器痉挛、扩张或梗阻引起。持续钝痛可能为实质脏器牵张或腹膜外刺激所致；剧烈刀割样疼痛多为脏器穿孔或严重炎症所致；隐痛或胀痛反映病变轻微，可能为脏器轻度扩张或包膜牵扯等所致。

（5）腹痛的时间

突发的疼痛多为痉挛或脏器破裂，渐进性疼痛见于炎症或肿瘤。持续进展常常是炎症的表现，而时好时坏的疼痛更大的可能是痉挛或结石。

（6）既往病史

询问相关病史对于腹痛的诊断颇有帮助，如有消化性溃疡病史要考虑溃疡复发或穿孔；育龄妇女有停经史要考虑宫外孕；有酗酒史要考虑急性胰腺炎和急性胃炎；有心血管意外史要考虑血管栓塞。

（7）伴随症状

①发热、寒战，提示有炎症存在，见于急性胆道感染、胆囊炎、肝脓肿、腹腔脓肿，也可见于腹腔外感染性疾病。

②黄疸，可能与肝胆胰疾病有关。急性溶血性贫血也可出现腹痛与黄疸，但多不伴有腹痛。

③休克，同时有贫血者可能是腹腔脏器破裂（如肝、脾或异位妊娠破裂）；无贫血者则见于胃肠穿孔、绞窄性肠梗阻、肠扭转、急性出血坏死性胰腺炎等。腹腔外疾病如心肌梗死、肺炎也可有腹痛与休克，应特别警惕。

④呕吐、腹泻，提示食管、胃肠病变，呕吐量大提示胃肠道梗阻；伴反酸、嗳气者提示胃十二指肠溃疡或胃炎；伴腹泻者提示消化吸收障碍或肠道炎症、溃疡或肿瘤。

⑤血尿，可能为泌尿系疾病（如泌尿系结石）所致。

2.体格检查

明显的疼痛主诉往往会吸引患者和医生的注意力，然而，要警惕临床表现不严重、但病因危险的"隐性"腹痛患者，尤其是老年人。医生必须仔细观察患者的体位、自发性动作、呼吸状况以及面部表情等。必须测量患者的生命体征，体征参数不稳定提示医生患者的腹痛病因可能严重；但是，平稳的生命体征也并不能排除危重症的诊断。例如：发热往往提示炎症存在，但研究发现约30%阑尾炎患者和大多数急性胆囊炎患者无发热。呼吸窘迫无临床特异性，但遇到这类患者时医生要考虑到胸部疾病、缺血性肠病或糖尿病酮症酸中毒引起的代谢性酸中毒。医生必须清楚了解腹部检查手段的局限性，尤其遇到腹膜炎导致的腹痛患者，可能会得到截然相反的检查结果。常规腹部检查手段包括视诊、触诊、叩诊以及腹膜刺激试验、直肠检查等；一些特殊的检查手段，包括 Carnett 征、咳嗽试验、闭眼征等帮助医生判断病因、排除干扰等。

3. 实验室检查

一般基层医院能够完成的血液检测项目可能仅有血液分析与 CRP。白细胞计数及百分比升高，或 C 反应蛋白含量升高可能提示患者有感染，但并不能代表病情的危重情况。但血浆 CPR 超过 100mg/L 或者 WBC 计数超过 15×10^9/L，应予以高度关注，需要转至上级医院进行进一步的影像学检查。

4. 影像学检查

在判断腹痛患者是否处于紧急状况时，腹部 X 线摄片并不优于临床评估；其假阳性/假阴性结果较常见，且需要考虑其射线暴露等副作用。但腹部 X 线摄片对诊断肠梗阻的敏感性较高。超声是基层医疗最常用的鉴别腹痛病变的手段之一，对全科医师进行非创伤性腹痛的鉴别有重要意义。CT 可以帮助大大提高腹痛的临床诊断准确率。将超声与 CT 联合应用，即超声阴性结果的腹痛患者补充应用 CT 检查，能够显著提高腹痛临床诊断的敏感度，同时降低 CT 临床使用频率。

（二）腹痛的临床诊断

腹痛初始时的临床表现常常无特异性，而后随着病程的进展，腹痛才可能逐渐表现出某种疾病的特有征象，这无疑增加了腹痛诊断的难度。临床医生依据患者的病史和体格检查，结合实验室检查以及超声检查，大多数腹痛可以给出明确的诊断，并能够在基层加以诊疗。部分患者可以转到上级医院进行 CT 或 MRI 等影像学的进一步检查。

第二章　问诊

问诊是医生通过对患者或陪诊者进行有目的的询问，以获取患者资料的一种诊察方法。问诊的范围较广，内容涉及患者的一般情况、主诉、现病史、既往史、个人生活史、家族史等。因此，问诊是病史采集的主要手段，是每个临床医生必须掌握的基本技能。

病史即医生将与患者或知情人交谈中采集到的病情或有关资料整理编排后所做的记录，是病历的主要组成部分。病史的完整性和准确性对疾病的诊断及处理有很大的影响。病史的采集多在患者陈述和医生提问互相穿插中完成，由于患者往往不能一次就把病情叙述得完全、确切，加之在病程中病情还会出现新的变化，所以应在与患者继续接触的过程中随时询问，不断对病史进行补充或更正。通过问诊可了解疾病的发生、发展、诊病经过、既往健康及患病情况等，对当前疾病的诊断有很重要的意义，尤其是对某些疾病的早期，患者尚无病理形态改变，体格检查、实验室检查均无阳性发现，仅表现为自觉症状时，问诊所得的资料却能更早地作为诊断的依据，如心绞痛、癫痫、肩周炎等。此外，一个具有丰富临床经验的医生，通过问诊抓住患者主诉后，利用自己头脑中的知识与经验围绕患者的主诉进行一系列有目的、重点的体格检查或诊断性检查，有利于疾病的早期诊断。相反，如果忽视问诊，病史采集不全，可导致漏诊和误诊。因此，问诊是诊断疾病的第一步。

在临床实际中，医生通过问诊了解患者生活习惯，如遇到患者目前的疾病状态与其不良生活习惯或方式有直接或间接联系时，不仅有助于疾病的诊断，而且应对患者及时进行健康教育。此外，通过问诊，建立良好的医患信任关系，及时了解患者情绪状态，给予患者针对性较强的解释及心理疏导，减轻患者心理负担，提高依从性，有利于疾病的早日康复。

第一节　问诊的方法

一、创造宽松的问诊环境

医生应主动消除患者就诊前的紧张情绪，创造宽松和谐的环境，建立良好的医患关系。注意保护患者隐私，不要在陌生人前问诊。医生应举止端庄、态度和蔼可亲、具有耐心和同情心，避免急躁情绪和不良语言表情，以获得患者信任。此外，恰当地运用一些评价、赞扬与鼓励性语言，可促使患者乐于与医生合作进而积极提供信息，如"这很好，说得更详细些""你已经戒烟了？有毅力"等。

二、学会倾听

在问诊的开始阶段，倾听不会浪费医生的时间，而是促使医生达到更有效的接诊。切勿一个问题接着一个问题，没有留给患者思考的时间。医生应仔细倾听患者描述病情，而不是把注意力放在下一个问题问什么。此外，善于运用语言与非语言技巧，让患者感知到你在听，这一信息的传递有助于鼓励患者继续说下去，如告诉患者"嗯，接着说"，或面带微笑点头，而不是低头记笔记。只有在患者的陈述偏离病情太远时，才需要根据陈述的主要线索灵活地把话题转回，切不可生硬地打断患者的叙述。在倾听的同时，医生还要开动脑筋，提取患者的语言与非语言线索，确定患者就诊的主要原因。

三、语言通俗易懂，避免医学术语

在问诊过程中，不同文化背景的患者对医学词汇的理解有较大的差异。因此，在与患者交谈过程中建议选用易懂的词语代替难懂的医学术语。如遇患者主诉腰酸、无尿、腿肿等症状时，医生想了解患者是否有血尿或蛋白尿的情况，应采用"你的尿液有没有变红的情况？尿里有没有泡沫？"这类通俗易懂的提问。

四、选用合适的方式问诊

开放式问诊：提问没有可供选择的答案，只是引导患者回忆某些方面的情况，完全用患者自己的时间顺序、语言和观念来叙述，不受医生的思考范围和思维方式的限制。开放式问诊的优点是没有限制、没有思维定式，能让患者自由发挥，有利于了解到医生没有考虑到的一些问题。如"你今天来，有哪里不舒服"，其缺点是患者可能抓不住重点，不知道哪些与健康问题有关，信息量较大。

封闭式问诊：提问有可供选择的答案，如痛不痛、有没有、是不是等，常用于问病、问症状和体征、问既往健康状况等，也可以用于澄清有关问题。或用于收集一些特定问题的直接提问，如"扁桃体切除时你多少岁""您何时开始腹痛的呢"，使获得的信息更有针对性。封闭式问诊的优点是能单刀直入，直接针对需要了解的问题，得到确切的答案。

避免使用诱导性提问或暗示性提问，在措辞上已暗示了期望的答案，使患者易于默认或附和医生的诱问，如"用这种药物后病情好多了，对吧？"。

五、追溯首发时间，了解疾病演变过程

医者应问清症状开始的确切时间，跟踪首发症状至目前的演变过程。根据时间顺序追溯症状的演变可避免遗漏重要的资料。仔细按时间线索询问病情可使询问者更有效地获得这些资料。询问者可用以下方式提问，如"……以后怎么样""然后又……"，这样在核实所得资料的同时，可以了解事件发展的先后顺序。如有几个症状同时出现，有必要确定其先后顺序。例如，56岁男性患者，胸骨后疼痛逐渐加重2小时就诊。2年前，患者首次活动后发生胸痛，于几分钟后消失。一年前，发作频繁，诊断为心绞痛，口服硝苯地平片（10mg）每日三次，治疗半个月后疼痛消失。2小时前患者胸骨后疼痛再发，1小时前伴出汗、头晕和心悸，胸痛放射至左肩部。如此收集的资料能准确反映疾病的时间发展过程。

六、避免重复提问

问诊一般由主诉开始，采取逐步深入、有目的、有层次、有顺序地进行询问。问诊多从简易问题开始，待患者对环境适应和心情稳定后，再问需要思考

和回忆才能回答的问题。如"你病了几天了？哪里不舒服？"。如患者主诉头痛，可问："你头痛有多长时间了？能说出痛的性质与特点吗？""多在什么情况下发病？""什么情况下疼痛可加重或减轻？""疼痛发作时还有无其他症状？""经过些什么方法治疗？""你认为效果怎样？"。如要问重复的问题一定要说明原因，争取患者配合。必要时要印证核实患者提供的信息。

七、善于归纳总结

询问病史的每一部分结束时进行归纳小结，可达到以下目的：

（1）唤起医生自己的记忆和理顺思路，以免忘记要问的问题。

（2）让患者知道医生如何理解他的病史。

（3）提供机会核实患者所述病情。对现病史进行小结常常显得特别重要。小结家族史时，只需要简单地概括，特别是阴性或不复杂的阳性家族史。对其他医疗单位转来的病历，只能作为参考，不能代替医生的亲自问诊。

问诊结束时，应谢谢患者的合作、告知患者或体语暗示医患合作的重要性，说明下一步对患者的要求、接下来做什么、下次就诊时间或随访计划等。

第二节　问诊的内容与病史

问诊的内容即住院病历所要求的内容，一般包括以下内容：

一、一般项目

一般项目包括姓名、性别、年龄、籍贯、出生地、民族、婚姻、通信地址、电话号码、工作单位、职业、入院日期、记录日期、病史陈述者及可靠程度等。若病史陈述者不是本人，应注明其与患者的关系。因年龄本身具有诊断参考意义，记录时应填写实际年龄，不能用"儿童"或"成人"等模糊概念填写。

二、主诉

主诉为患者感受最主要的痛苦或最明显的症状和（或）体征，也就是本次就诊最主要的原因及持续时间。主诉应言简意明，用一两句话全面概括，并注明疾病发生到就诊的时间，如"畏寒、咽喉肿痛、高热 2 天""腹痛、呕吐伴腹泻 4 小时""咳嗽、咳痰 1 年，咯血 3 天"等。主诉应尽量采用患者描述性语言，而非医生对患者的诊断用语，如"心悸、气短 2 年"，不应记录为"心脏病 2 年"。然而，有些患者病情比较复杂，不容易简单地概括其主要的不适症状，应该结合整个病史，综合分析以归纳出更能反映其患病特征的主诉。

三、现病史

现病史是病史中的主体部分，它记述患者病后的全过程，即发生、发展、演变和诊治经过，是问诊中的重点内容。主要包括以下几个方面：

（一）起病情况与患病时间

包括起病时间、发病急缓、发病时的状况。每种疾病的起病或发作都有各自的特点，详细询问起病的情况对疾病病因的探索具有重要的鉴别作用。脑栓塞、心绞痛、急性阑尾炎、急性肾盂肾炎等均起病急骤，而肿瘤、风湿性心脏病、胃溃疡等则起病较缓。患病时间指起病到就诊或入院的时间。如果先后出现数个症状或体征，则需追溯到首发症状的时间，按顺序记录，如"心悸 3 个月，劳累后呼吸困难 2 周，下肢浮肿 3 日"，从以上症状及其发生的时间顺序可以看出是心脏病患者逐渐出现心力衰竭的发展过程。时间长短可按数年、数月、数日计算，发病急骤者可按小时、分钟为计时单位。

（二）主要症状特点

包括主要症状出现的时间、部位、性质、持续时间和程度、缓解或加剧的因素。不同疾病可能表现出相同的症状。如胃、十二指肠溃疡均可表现为上腹痛；妇科卵巢等疾病、急性阑尾炎则表现为下腹部疼痛。而慢性支气管炎、肺结核、支气管扩张同样以咳嗽为主要症状。因此在区分部位后，对主要症状的特点应全面记述，如腹泻腹痛患者，细菌性痢疾为左下腹痛，大便为脓血便；阿米巴痢疾则为右下腹痛，大便为果酱色。此外，弄清主要症状的特点与持续时间对诊断与鉴别诊断十分重要，如灼痛、绞痛、胀痛、隐痛及症状为持续性或阵发性；又如消化性溃疡，其主要症状为上腹部疼痛，可持续数日或数周，在几年之中可以时而发作、时而缓解，与进食有一定关系，有秋末春初加重等特点。

（三）病因与诱因

尽可能了解疾病有无明显的病因和诱因。如急性肠胃炎、细菌性痢疾多与饮食不洁有关；支气管哮喘、鼻炎可能与气候变化和过敏史有关；而情绪波动、饮酒则可能是心绞痛、脑出血的诱因之一。因此了解患者发病的诱因，有助于明确诊断与拟定治疗措施。如遇疾病病因复杂或病程较长等情况，患者不能提供明确病因与诱因，而是提出一些似是而非的因素，医师要有所鉴别地记入病史中。

（四）病情发展及演变

在疾病发展过程中出现新症状或症状的改变，都可视为病情的发展与演变，应按照症状发展的先后顺序进行记录。如肝硬化患者忽然出现鼻腔出血，皮肤瘀点、瘀斑，胃肠黏膜糜烂伴有呕血与黑粪等出血征象时，可能是疾病进展到了肝硬化晚期；心绞痛患者疼痛持续时间延长或突然转为心前区持续性压榨性疼痛时，则应考虑发生心肌梗死的可能；又如慢性阻塞性肺炎患者，可进一步发展为肺气肿和肺源性心脏病，出现气短、心慌、双下肢水肿等。因此，问清楚疾病的发展与演变有助于疾病的诊断与鉴别诊断。

（五）伴随症状

伴随症状是指在主要症状的基础上又同时出现的一系列其他症状，伴随症状常常是鉴别诊断的依据，或提示并发症的出现。如头痛可为多种病因所引起，头痛伴有剧烈呕吐一般为颅内压增高，而头痛在呕吐后减轻者见于偏头痛；头痛伴眩晕者见于小脑肿瘤、椎基底动脉供血不足症状；头痛伴有发热者常见于感染性疾病，包括颅内或全身性感染；慢性进行性头痛出现精神症状的患者应注意颅内肿瘤；慢性头痛突然加剧并有意识障碍的患者出现上述问题提示可能发生脑疝；头痛伴视力障碍者见于青光眼或脑肿瘤；头痛伴脑膜刺激征者提示有脑膜炎或蛛网膜下腔出血；头痛伴癫痫发作者可见于脑血管畸形、脑内寄生虫病或脑肿瘤；

头痛伴神经功能紊乱症状的患者可能是神经功能性头痛。一份好的病史不应放过任何一个主要症状之外的细小伴随症状，因为这往往是明确诊断的重要线索。

（六）诊治经过

本次就诊前已经接受过的诊断检查及其结果，治疗所用药物的名称、剂量、给药途径、疗程及疗效，应记述清楚，以备制订诊断治疗方案时参考。但不可以用既往的诊断代替自己的诊断。

（七）病程中的一般情况

病后的精神、体力状态、饮食情况、睡眠与大小便等，对评价患者的全身一般情况，采取何种辅助治疗也能够提供重要的参考资料。

四、既往史

既往史又称为过去病史，即就医时医生向患者问询的患者既往的健康状况和过去曾经患过的疾病等方面的问题，包括外伤手术、预防接种、过敏，特别是与目前所患疾病有密切关系的情况。按先后顺序简要记录疾病发生的时间及治疗结果。例如，对风湿性心瓣膜病患者应询问过去是否反复发生过咽痛、游走性关节痛等；对慢性心脑血管疾病的患者应询问是否患有高血压。在记述既往史时应注意不要和现病史混淆，如肺炎患者不能把数年前患过肺炎的情况记入现病史。此外，对居住或生活地区的主要传染病、地方病史和其他接触物的过敏史等，也应记录于既往史中。

五、系统回顾

系统回顾由一系列直接提问组成，用来作为最后一遍搜集病史资料，避免问诊过程中患者或医生所忽略或遗漏的内容。帮助医师在短时间内扼要地了解除现患疾病以外的其他系统是否有目前尚存在或已痊愈的疾病及与现症的因果关系。主要情况应分别记录在现病史或既往史中。

（一）呼吸系统

有无咳嗽及咳嗽的性质、发生和加剧的时间、咳嗽程度、频率及与气候变化及体位改变的关系。有无咳痰及咯血，以及咳出物的色、量、气味等。有无呼吸困难及呼吸困难发生的时间、性质、程度。有无胸痛，胸痛的部位、性质，与呼吸、咳嗽、体位的关系及发冷、发热、盗汗、食欲不振等伴随症状。有无与结核患者接触史。吸烟情况，有无职业性或环境工业空气污染等。

（二）循环系统

有无心悸及心悸发生的时间与诱因；有无心前区疼痛及其性质、程度、出现和持续的时间，有无放射及放射的部位，引起疼痛发作的诱因和缓解方法。有无呼吸困难及其发生的时间、性质和程度，发作时与体力活动和体位的关系。有无咳嗽、咳痰、咯血等；有无水肿及出现的部位和时间，尿量的改变；有无突然晕厥等症状。有无风湿热、高血压、动脉硬化等病史。

（三）消化系统

有无腹痛、腹泻及发生时间、部位、性质、程度、放射及与饮食和药物的关系；是否伴有腹胀、反酸、嗳气、恶心呕吐、呕血、便血、发热、皮肤黏膜黄染等。腹部是否探及肿块，肿块部位及大小，有无疼痛与压痛，疼痛有无规律性及向其他部位放射等情况。有无恶心呕吐及发生的时间、次数、与饮食的关系；有无呕血及其量和颜色，是否伴有食物及胃液；排便次数，粪便颜色，有无黏液、脓血及不消化的食物。体力、体重的变化情况。

（四）泌尿系统

有无腰痛、尿频、尿急、尿痛、血尿、少尿、无尿等现象；尿的颜色（洗肉水样或酱油色）及清浊度；有无水肿及其部位、程度、时间；是否伴有腹痛，疼痛的部位，有无放射痛及尿流中断；有无贫血、高血压、出血等病史。

（五）血液系统

有无头昏眼花、心悸、乏力、皮肤黏膜苍白、虚弱等。有无出血、瘀斑、皮肤黄染、水肿、发热、淋巴结肿大、肝脾大、骨骼痛等症状。营养、消化和吸收情况。

（六）代谢与内分泌系统

有无怕热、多汗、乏力、心悸、多饮、多食、多尿、烦渴、视力障碍、水肿等症状。有无肌肉震颤、痉挛及局部麻木。有无性器官异常发育、骨骼、甲状腺、体重、皮肤、毛发、性格、智力、体格的异常与改变。有无外伤、手术、产后大出血。

（七）神经系统

有无头痛及其部位、性质、时间及疼痛特点。有无失眠、嗜睡、意识障碍、记忆力减退、晕厥、抽搐、痉挛、瘫痪、感觉异常、运动异常及性格改变。若有精神状态改变，还应了解情绪状态、思维过程、智能、能力、自知力等。

（八）运动系统

关节有无肿胀、疼痛、变形，有无活动受限等。有无肌肉麻木、萎缩、骨外伤、关节脱位、先天畸形等。

六、个人史

个人史包括出生地、居住地和居留时间（特别是疫源地和地方病流行区），生活条件、受教育程度、工种、工作环境，特别是有无职业性危害，嗜好，有无冶游史，对工业毒物接触情况及时间等，烟酒嗜好时间与摄入量，以及其他异嗜物和麻醉药品、毒品等。

七、婚姻史

婚姻史包括未婚或已婚、结婚年龄、对方健康状况、夫妻关系、性生活等情况。

八、月经史

月经史包括月经初潮年龄、月经周期和经期长短、月经量及颜色、经期症状、有无痛经与白带、末次月经日期或停经年龄。

九、生育史

生育史指已婚女性的妊娠次数，生产胎数，有无人工或自然流产、早产、难产或死产史等，有无避孕措施。对男性患者也应询问有无患过影响生育的疾病。

十、家族史

家族史包括询问直系亲属的健康与疾病情况，特别是是否有与患者同类的疾病，有无与遗传有关的疾病，如血友病、糖尿病、精神病、乳腺癌等。对已死亡的直系亲属要问明死因与年龄。若在几个成员或几代人中皆有同样疾病发生可绘家系图示明。

第三节　病历书写的格式与内容

病历是指医务人员在医疗活动过程中形成的文字、符号、图表、影像、切片等资料的总和，包括门（急）诊病历和住院病历，记录了患者发病、病情演变、转归和诊疗情况的全过程，是正确诊断、抉择治疗和制订预防措施的科学依据；病历既是医院管理、医疗质量和医生业务水平的反映，也是教学、科研和信息管理的基本资料。

一、病历书写的基本要求

病历书写应当客观、真实地反映病情和诊疗经过，不能臆断和虚构。内容真实可靠，表述准确、语言简练、通顺，用规范的汉语和汉字，书写工整、清楚，标点符号正确，不可潦草和涂改。记录或上级医师修改后，注明日期和时间并签全名。度量单位必须用法定计量单位。各种表格栏必须按项认真填写，无内容者划"/"或"—"。每张记录用纸均须完整填写楣栏（姓名、住院号、床号、科别）及页码。凡药物过敏者，应在病历中用红笔注明过敏药物的名称。

二、住院病历书写

住院病历包括完整病历和入院记录、病程记录、会诊记录、转科记录、出院记录、死亡记录、麻醉手术记录等。因相同疾病再次住院者可书写再次入院记录。完整病历要求患者入院 24 小时内完成，一般由实习医师书写。

（一）入院记录

入院记录的内容与住院病历大致相同，是完整病历的缩影，应能反映疾病的概况和要点。其主诉、现病史与住院病历内容相同，其他病史（既往史、个人史、家族史）和体格检查可简明记录，免去摘要。

再次或多次入院记录是指患者因同一种疾病再次或多次住入同一医疗机构时书写的记录。要求及内容基本同入院记录。

患者入院不足 24 小时出院的，可以书写 24 小时内入出院记录。内容包括患者姓名、性别、年龄、职业、入院时间、出院时间、主诉、入院情况、入院诊断、诊疗经过、出院情况、出院诊断、出院医嘱、医师签名等。

患者入院不足 24 小时死亡的，可以书写 24 小时内入院死亡记录。内容包括患者姓名、性别、年龄、职业、入院时间、死亡时间、主诉、入院情况、入院诊断、诊疗经过（抢救经过）、死亡原因、死亡诊断、医师签名等。

（二）病程记录

病程记录是指继住院之后，对患者病情和诊疗过程所进行的连续性记录。内容包括患者的病情变化情况、重要的辅助检查结果及临床意义、上级医师查房意见、会诊意见、医师分析讨论意见、所采取的诊疗措施及效果、医嘱更改及理由、向患者及其近亲属告知的重要事项等。

首次病程记录：是指患者入院后由经治医师或值班医师书写的第一次病程记录，应当在患者入院 8 小时内完成。首次病程记录的内容包括病例特点、诊断依据及鉴别诊断、诊疗计划等。

日常病程记录：是指对患者住院期间诊疗过程的经常性、连续性记录。对病危患者应当根据病情变化随时书写病程记录，每天至少 1 次，记录时间应当具体到分钟。对病重患者，至少 2 天记录一次病程记录。对病情稳定的患者，至少 3

天记录一次病程记录。对病情稳定的慢性病患者，至少5天记录一次病程记录。

上级医师查房记录：是指上级医师查房时对患者病情、诊断、鉴别诊断、当前治疗措施疗效的分析及下一步诊疗意见等的记录。主治医师首次查房记录应当于患者入院48小时内完成。内容包括查房医师的姓名、专业技术职务、补充的病史和体征、诊断依据与鉴别诊断的分析及诊疗计划等。科主任或具有副主任医师以上专业技术职务任职资格医师查房的记录，内容包括查房医师的姓名、专业技术职务、对病情的分析和诊疗意见等。

（三）会诊记录

会诊记录（含会诊意见）：是指患者在住院期间需要其他科室或者其他医疗机构协助诊疗时，分别由申请医师和会诊医师书写的记录。申请会诊记录应当简要载明患者病情及诊疗情况、申请会诊的理由和目的、申请会诊医师签名等。会诊意见记录应当有会诊意见、会诊医师所在的科别或者医疗机构名称、会诊时间及会诊医师签名等。

（四）转科记录

转科记录：是指患者住院期间需要转科时，经转入科室医师会诊并同意接收后，由转出科室和转入科室医师分别书写的记录，包括转出记录和转入记录。转出记录由转出科室医师在患者转出科室前书写完成（紧急情况除外）；转入记录由转入科室医师于患者转入后24小时内完成。转科记录内容包括入院日期、转出或转入日期、患者姓名、性别、年龄、主诉、入院情况、入院诊断、诊疗经过、目前情况、目前诊断、转科目的及注意事项或转入诊疗计划、医师签名等。

（五）病例讨论记录

病例讨论记录包括疑难病例讨论记录、手术前讨论记录、死亡病例讨论记录。除死亡病例讨论记录外，其他不必另立专页。

另外还有出院记录、死亡记录、交接班记录、手术记录、手术后病程记录等。

第三章　体格检查

体格检查是医生运用自己的感官或借助于传统的检查工具来了解机体健康状况的一组最基本的检查方法。常用的检查工具包括体温表、血压计、叩诊锤、听诊器、软尺、压舌板、检眼镜等。通过体格检查结合临床表现和实验室检查的结果，可对大多数疾病做出初步的临床诊断。

第一节　头部及颈部检查

一、头颅

检查时应注意头颅的大小、外形变化和有无异常活动，有无压痛和异常隆起。头发分布情况、色泽、疏密。

二、眼

眼的检查内容为外眼、眼前节、内眼和视功能的检查。外眼包括眼睑、泪器、结膜、眼球位置和眼压检查；眼前节包括角膜、前房、虹膜、瞳孔和晶状体；内眼即眼球后部，包括玻璃体和眼底，需用检眼镜在暗室内进行；视功能的检查包括视力、视野、色觉和立体视的检查。

检查时应注意观察眼眉毛的疏密及有无脱落；眼睑有无下垂、内翻、水肿、闭合障碍、包块、倒睫；结膜有无充血、水肿、苍白、出血点、颗粒滤泡；巩膜有无黄染；角膜是否透明，有无混浊、白斑、溃疡、老年环等；眼球有无突出、下陷、运动障碍，眼球压力有无改变；瞳孔两侧是否对称、大小有无变化、对光和调节反射是否正常；同时还应检查视功能是否正常，眼底有无变化。

三、耳

耳是听觉和平衡器官，分为外耳、中耳、内耳三部分。检查时应注意耳郭的外形、大小、位置和对称性，是否畸形、瘢痕、红肿、结节；外耳道有无溢液，如有脓液流出并有全身症状，则应考虑急性中耳炎；检查中耳时观察鼓膜有无内陷、外凸，是否穿孔并注意穿孔位置；乳突有无压痛；听力有无障碍。听力减退见于耳道有耵聍或异物、听神经损害、局部或全身血管硬化、中耳炎、耳硬化等。

四、鼻

鼻的外形检查时应注意皮肤颜色，有无色素沉着、红斑、丘疹及毛细血管扩张；鼻外形有无改变；有无鼻翼扇动；鼻中隔是否偏曲和穿孔、出血；鼻腔黏膜有无充血、肿胀、肥厚、萎缩、干燥；检查鼻窦有无压痛；嗅觉是否正常。

五、口

（一）口唇和口腔黏膜

检查时应注意口唇的颜色有无苍白、发绀；有无疱疹；口角有无糜烂或㖞斜。口腔黏膜有无色素沉着、溃疡、出血、麻疹黏膜斑、分泌物。

（二）牙齿与牙龈

对牙齿的检查应注意牙齿的色泽，有无龋齿、残牙和义齿等；检查牙龈有无肿胀、出血、溢脓。

（三）舌

许多局部或全身疾病均可使舌的感觉、运动与形态发生变化，这些变化往往是临床诊断的重要依据。观察舌形态、舌苔、舌质、运动情况及有无偏斜。

（四）咽部及扁桃体

咽部可分为三部分，即鼻咽部、口咽部、喉咽部：以口咽部检查为主。注意咽部色泽，黏膜有无充血、水肿、出血、溃疡，咽壁有无滤泡、分泌物及假膜；检查扁桃体有无肿大、充血，有无分泌物覆盖。

六、颈部

（一）颈部外形

正常人颈部直立，两侧对称，男性甲状软骨比较突出，女性则平坦不显著，转头时可见胸锁乳突肌突起。正常情况下颈部伸屈、转动自如。

（二）颈部血管

正常人在静坐或立位时颈部血管不显露，平卧时可稍充盈，充盈的水平仅限于锁骨上缘至下颌角距离的下 2/3 以内。若正常人取 30° ～ 45° 的半卧位时，静脉充盈度超过正常水平，称为颈静脉怒张，提示静脉压增高。正常人颈部动脉的搏动，只在剧烈活动后心搏出量增加时可见，且很微弱。如在安静状态下出现颈动脉的明显搏动，则多见于主动脉瓣关闭不全、高血压者。

（三）颈部的皮肤与包块

颈部皮肤检查时注意有无蜘蛛痣、感染及其他局限性或广泛性病变。颈部包块是颈部最重要的体征之一，应根据部位、大小、质地、活动性、发生和增长的特点及全身的情况来判断。

（四）甲状腺

位于甲状软骨下方和两侧，表面光滑，柔软不易触及，在做吞咽动作时可随吞咽向上移动。甲状腺可通过视诊、触诊和听诊来检查。检查时注意对称性、硬度、表面情况、有无肿大、压痛、震颤及血管杂音等。

（五）气管

检查时注意气管有无偏移，根据气管的偏移方向可以判断病变的性质，如大量胸腔积液、积气、纵隔肿瘤及单侧甲状腺肿大可将气管推向健侧，而肺不张、肺硬化、胸膜粘连可将气管拉向患侧。

第二节　胸部检查

胸部指颈部以下和腹部以上的区域。胸廓由 12 个胸椎和 12 对肋骨、锁骨及胸骨组成。胸部检查的内容很多，包括胸廓外形、胸壁、乳房、胸壁血管、纵隔、支气管、肺、胸膜、心脏和淋巴结等。传统的胸部物理检查包括视诊、触诊、叩诊和听诊四部分。一般先检查前胸部及两侧胸部，然后再检查背部。这样可避免重要体征的遗漏。

一、胸部体表标志

胸廓内含有心、肺等重要脏器，胸部检查的目的即是判断这些脏器的生理、病理状态。胸廓内各脏器的位置可通过体表检查予以确定。

（一）骨骼标志

有胸骨上切迹、胸骨柄、胸骨角、腹上角、剑突、肋骨、肋间隙、肩胛骨、脊柱棘突、肋脊角。

（二）垂直线标志

前正中线、锁骨中线、胸骨线、腋前线、腋后线、腋中线、肩胛线、后正中线。

（三）自然陷窝和分区

自然陷窝有腋窝、胸骨上窝、锁骨上窝、锁骨下窝；另外，还有肩胛上区、肩胛区、肩胛下区、肩胛间区。

（四）肺和胸膜的界限

肺尖突出于锁骨之上，其最高点近锁骨的胸骨端，达第 1 胸椎的水平，距锁骨上缘 3cm；肺上界于前胸壁的投影呈一向上凸起的弧线；左右两侧肺下界的位置基本相似，前胸部的肺下界始于第 6 肋骨，向两侧斜行向下，于锁骨中线处达第 6 肋间隙，至腋中线处达第 8 肋间隙。后胸壁的肺下界于肩胛处位于第 10 肋骨水平。

覆盖在肺表面的胸膜称为脏胸膜；覆盖胸廓内面、膈上面及纵隔的胸膜称为壁胸膜；胸膜的脏壁两层在肺根部互相反折延续，围成左右两个完全封闭的胸膜腔。腔内为负压。使两层胸膜紧密相贴，构成一个潜在的无气空腔。胸膜腔内有少量浆液，以减少呼吸时两层胸膜之间的摩擦。

二、胸壁、胸廓与乳房检查

（一）胸壁

检查胸壁时，在注意营养状态、皮肤、淋巴结和骨骼肌发育的同时，着重检查胸壁静脉是否充盈或曲张；正常胸壁无明显静脉可见，当上、下腔静脉血流受阻，侧支循环建立时，胸壁可见静脉。注意有无皮下气肿；胸壁有无压痛及肋间隙有无回缩或膨隆；正常情况下胸壁无压痛。

（二）胸廓

正常胸廓两侧大致对称，呈椭圆形，双肩基本在同一水平上。锁骨稍突出，锁骨上、下稍下陷。成人的前后径较左右径为短，两者的比例约为 1：1.5。小儿和老年人胸廓的前后径略小于左右径或几乎相等，故呈圆柱形。常见异常胸廓形态有扁平胸、桶状胸、佝偻病胸、胸廓一侧变形、胸廓局部隆起或因脊柱畸形引起的胸廓改变等。

（三）乳房

正常儿童及男性乳房一般不明显，乳头位置大约位于锁骨中线第4肋间隙。正常女性乳房在青春期逐渐增大，呈半球形，乳头也逐渐长大呈圆柱形。

检查时以视诊和触诊为主，需观察乳房两侧的对称性；皮肤有无红、肿、热、压痛、溃疡、皮疹、色素沉着和瘢痕；应详细观察腋窝和锁骨上窝有无红肿、包块、溃疡、瘘管和瘢痕等。

三、肺和胸膜检查

（一）视诊

1.呼吸运动

健康人在静息状态下呼吸运动稳定而有节律。正常情况下吸气是主动运动，此时胸廓增大，胸膜腔内负压增高，肺扩张，空气经上呼吸道进入肺内。呼气是被动运动，此时肺脏弹力回缩，胸廓缩小，胸膜腔内负压降低，肺内气体随之呼出。

正常男性和儿童的呼吸以膈肌运动为主，形成腹式呼吸；女性的呼吸则以肋间肌的运动为主，形成胸式呼吸。实际上该两种呼吸运动均不同程度同时存在。某些疾病可使呼吸运动发生改变，肺或胸膜疾病、肋骨骨折等，均可使胸式呼吸减弱而腹式呼吸增强。腹膜炎等腹部疾病或妊娠晚期时，膈肌向下运动受限，则腹式呼吸减弱，而代之以胸式呼吸。

上呼吸道部分阻塞患者，吸入气流受阻，呼吸肌收缩，造成肺内负压增高，出现胸骨上窝、锁骨上窝及肋间隙向内凹陷，称为"三凹征"。因吸气时间延长，又称之为吸气性呼吸困难，常见于气管阻塞。当下呼吸道阻塞时，气流呼出不畅，呼气用力，呼气时间延长，称为呼气性呼吸困难，常见于支气管哮喘、阻塞性肺气肿。

2.呼吸频率和节律

正常人平静呼吸时，每分钟16～20次，节律基本上均匀而规律。在某些疾病状态下，可使呼吸频率发生改变，如呼吸过速、过缓，呼吸深度变化等。某些病理状态下可发生呼吸的节律变化，常见的呼吸节律改变：

（1）潮式呼吸，是一种由浅慢逐渐变深快，然后由深快转为浅慢，随之出现一段呼吸暂停后，又开始如上变化的周期性呼吸。

（2）间停呼吸，表现为有规律的呼吸几次后，突然停止一段时间后又开始呼吸，即周而复始的间停呼吸。以上两种呼吸变化多由于呼吸中枢兴奋性降低，使调节呼吸的反馈系统失常所致，见于脑炎、脑膜炎或某些中毒。

（3）叹气样呼吸，表现为一般正常呼吸节律中插入一次深大呼吸，并伴有叹息声，多为功能性或尿毒症患者。

（二）触诊

1.胸廓扩张度

即呼吸时的胸廓动度，于胸廓前下部检查较易获得。观察两侧呼吸动度是否对称。

2.语音震颤

为被检查者发出语音时，声波沿气管、支气管及肺泡传到胸壁所引起共鸣的振动，可由检查者的手触及，故又称为触觉震颤。根据其振动的增强或减弱，可判断胸内病变的性质。语音震颤减弱或消失主要见于：

（1）肺泡内含气量过多，如肺气肿。

（2）支气管阻塞，如阻塞性肺不张。

（3）大量胸腔积液或气胸。

（4）胸膜高度增厚粘连。

（5）胸壁皮下气肿。

语音震颤增强主要见于：

（1）肺泡内有炎症浸润，肺组织实变，如大叶性肺炎实变期、肺梗死等。

（2）接近胸膜的肺内巨大空腔，如空洞性肺结核、肺脓肿等。

3.胸膜摩擦感

当急性胸膜炎时，因纤维蛋白沉着于两层胸膜，使其表面变为粗糙，呼吸时脏胸膜和壁胸膜相互摩擦，可由检查者的手感觉到，故称为胸膜摩擦感。

（三）叩诊

用于胸廓或肺部的叩诊方法有间接和直接叩诊法两种。正常胸部叩诊为清音，其音响强弱和高低与肺脏的含气量的多少、胸壁的厚薄及邻近器官的影响有关。当肺、胸膜、膈或胸壁发生病理改变时，在正常的清音区内可出现浊音、实音、过清音或鼓音，称为异常叩诊音。

（四）听诊

1.正常呼吸音

正常肺部可听到三种呼吸音：

（1）肺泡呼吸音，是一种颇似叹息样或吹风样的"fu"声，其音调相对较低。吸气时音响较强，音调较高，时限较长；呼气时音响较弱，音调较低，时限较短。在大部分肺野内均可听到。

（2）支气管呼吸音，为吸入空气在声门、气管或主支气管形成湍流所产生的声音，颇似"ha"音，吸气相较呼气相短，呼气音较吸气音强而高调。正常人于喉部、胸骨上窝、背部第6～7颈椎和第1～2胸椎附近可闻及。

（3）支气管肺泡呼吸音，兼有支气管呼吸音和肺泡呼吸音的特点，又称为混合呼吸音。其吸气性质与正常肺泡呼吸音相似，但音调较高且响亮。其呼气音的性质与支气管呼吸音相似，但强度稍弱，音调较低。正常人胸骨侧第1～2肋间隙、肩胛区第3～4胸椎水平附近可闻及。

2.异常呼吸音

（1）异常肺泡呼吸音：肺泡呼吸音增强，可见于运动、发热、贫血；肺泡呼吸音减弱或消失可见于胸廓活动受限、支气管阻塞、气胸、大量胸腔积液；呼吸音延长见于支气管炎、支气管哮喘等；呼吸音粗糙见于肺部炎症早期。

（2）异常支气管呼吸音：如在正常肺泡呼吸音的区域听到支气管呼吸音为异常呼吸音，见于肺组织实变、肺内大空腔、压迫性肺不张。

（3）异常支气管肺泡呼吸音：为正常肺泡呼吸音区域听到的支气管肺泡呼吸音，常见于支气管肺炎、肺结核、大叶性肺炎初期。

3.啰音（rale）

啰音是呼吸音以外的附加音，该音正常情况下并不存在：

（1）湿啰音：系由于吸气时气体通过呼吸道内的分泌物如渗出液、痰液、血液、黏液和脓液等，形成的水泡破裂所产生的声音，故又称为水泡音。其特点为断续而短暂，于吸气时或吸气终末较为明显；中、小水泡音可同时存在，咳嗽后可减轻或消失。捻发音是一种极细而均匀一致的湿啰音，多在吸气的终末闻及，颇似在耳边用手指捻搓一束头发时所发出的声音。

（2）干啰音：亦称哮鸣音，系由于气管、支气管或细支气管狭窄或部分阻塞，空气吸入或呼出时发生湍流所产生的声音。其特点为一种持续时间较长带乐性的呼吸附加音，音调较高，持续时间较长，吸气及呼气时均可闻及，但以呼气时为明显。常见的干啰音有哨笛音、鼾音、鸟鸣音等。

4.语音共振

语音共振是被检查者发出声音产生的振动，经气管、支气管、肺泡传至胸壁，由听诊器闻及，也称为听觉语颤。其临床意义与触觉语颤基本相同，如支气管阻塞、胸腔积液时听觉语颤减弱，肺实变时听觉语颤增强。

5.胸膜摩擦音

正常胸膜表面光滑，胸膜腔内并有微量液体存在，因此，呼吸时脏胸膜和壁胸膜之间相互滑动并无音响发生。然而，当胸膜面由于炎症、纤维素渗出而变得粗糙时，则随着呼吸便可出现胸膜摩擦音。胸膜摩擦音常发生于纤维素性胸膜炎、肺梗死、胸膜肿瘤及尿毒症等患者。

四、心脏检查

（一）视诊

1.心前区隆起

正常人心前区与右侧相应部位对称，无异常隆起。异常隆起见于先天或后天的原因导致心脏增大者。急性心包炎大量心包渗液挤压胸壁以致外观显得饱满。

2.心尖搏动

正常心尖搏动位于胸骨左缘第5肋间锁骨中线内 0.5～1.0cm 处，范围为 2.0～2.5cm。心尖搏动的位置可因体位改变和体形不同有所变化，仰卧时心尖搏动略上移；左侧卧位心尖搏动可左移 2～3cm；右侧卧位可右移 1.0～2.5cm。生理情况下肥胖体形者、小儿及妊娠时，横膈位置较高呈横位，心尖搏动向上外移，可在第4肋间左锁骨中线外。

（二）触诊

心脏触诊的主要内容是检查心尖搏动和心前区异常搏动、震颤及心包摩擦感。往往与视诊同时进行，能起互补效果。

1. 心尖搏动及心前区搏动

用触诊确定心尖搏动的位置较视诊更为准确，触诊感知的心尖搏动冲击胸壁的时间，即心室收缩的开始，有助于确定第一心音。触诊时若手指被强有力心尖搏动抬起，称为抬举性搏动。这种抬举性搏动伴心尖搏动范围增大，为左室肥厚的体征。

2. 震颤

为触诊时手掌感到的一种细小震动感，称为猫喘，为心血管器质性病变的体征，常见于某些先天性心血管病及狭窄性瓣膜病变，但瓣膜关闭不全时，则较少有震颤。

3. 心包摩擦感

心包摩擦感是一种与胸膜摩擦感相似的心前区摩擦振动感。触诊特点在心前区以胸骨左缘第4肋间明显，收缩期和舒张期皆可触及，以收缩期更易触及，前倾体位或呼气末更明显。

（三）叩诊

运用叩诊法确定心界大小及其形状称为心脏叩诊。心浊音区包括相对及绝对浊音区两部分。心脏左右缘被肺遮盖的部分叩诊呈相对浊音；而不被肺遮盖的部分则叩诊呈绝对浊音。叩心界指叩心相对浊音界，反映心脏的实际大小。

正常心浊音界自第2肋间起向外逐渐形成一外凸弧形，直至第5肋间。右界仅第4肋间稍偏离胸骨右缘，其余各肋间几乎与胸骨右缘一致。正常人左锁骨中线至前正中线的距离为 8～10cm（表 3-1）。

表 3-1　正常心脏相对浊音界

右界（cm）	肋间	左界（cm）
2～3	II	2～3
2～3	III	3.5～4.5
3～4	IV	5～6
	V	7～9

注：左锁骨中线至前正中线的距离为 8～10cm。

（四）听诊

心脏听诊是心脏物理诊断中最重要的组成部分，也是较难掌握的方法。通过听诊可获得心率、节律、心音变化和杂音等多种信息。心脏听诊有助于心血管疾病的诊断与鉴别诊断。

心脏各瓣膜开放与关闭时所产生的声音传导至体表最易听清的部位称为心脏瓣膜听诊区，包括二尖瓣区、肺动脉瓣区、主动脉瓣区、主动脉瓣第二听诊区（即胸骨左缘第 3 肋间）、三尖瓣区。

听诊顺序：通常从心尖区开始至肺动脉瓣区，再依次为主动脉瓣区、主动脉瓣第二听诊区和三尖瓣区。

听诊内容：包括心率、心律、心音和异常心音、心脏杂音及心包摩擦音。

1. 心率

正常成人心率范围为 60 ～ 100 次 / 分，老年人偏慢，儿童偏快。成人心率超过 100 次 / 分，称为心动过速；心率低于 60 次 / 分，称为心动过缓。心动过速与过缓均可由多种生理性、病理性因素引起。

2. 心律

正常人心律规则，部分青年人可出现随呼吸改变的心律。吸气时心率增快，呼气时减慢，称为窦性心律不齐，一般无临床意义。听诊发现最常见的心律失常有期前收缩（早搏）和心房颤动（房颤）。期前收缩是指在规则心律基础上，突然提前出现一次搏动，其后有一较长间歇（代偿间歇），可分为房性、交界性和室性三种，在心电图上易于辨认，听诊则难以区分。期前收缩规律出现，可形成联律，如每次窦性搏动后出现一次期前收缩称为二联律，每两次窦性搏动后出现一次期前收缩称为三联律。心房颤动的听诊特点是心律绝对不规则，第一心音强弱不一致和心率快于脉率，称为脉搏短绌，常见于二尖瓣狭窄、冠心病等。

3. 心音

包括第一心音（S_1）、第二心音（S_2）、第三心音（S_3）和第四心音（S_4）。通常只能听到第一、第二心音。第三心音可在青少年中闻及。

第一心音：出现在心室收缩早期，标志着心室收缩的开始。心室收缩时二尖瓣、三尖瓣突然关闭，瓣叶突然紧张产生振动而形成。另外，半月瓣的开放及血流冲入大血管所产生的振动、心房、心室肌收缩也参与第一心音的形成。第一心音在心前区各部均可听到，以心尖部最清晰。听诊特点为音调较低钝，强度较响，历时较长，与心尖搏动同时出现。

第二心音：是由血流在主动脉与肺动脉内突然减速和半月瓣突然关闭引起瓣膜振动所产生的，标志心室舒张的开始。听诊特点为音调较高而脆，强度较第一心音弱，历时较短，在心底部最响。

第三心音：出现在心室舒张早期，距第二心音后 0.12 ～ 0.18 秒，为低频低振幅的振动。正常情况下只在儿童和青少年中听到。

第四心音：出现在心室舒张末期，约在第一心音前 0.1 秒（收缩期前）。此心音较弱，正常时听不到，如能听到常为病理性。

4. 异常心音

包括心音强度、性质的改变，心音分裂和额外心音。额外心音又包括收缩期喷射音、舒张期奔马律、心包叩击音等。

5. 心脏杂音

指除心音和额外心音外，由心室壁、瓣膜或血管壁振动产生的异常声音。特点是持续时间较长，性质特异，可与心音分开或连续或遮盖心音。由于杂音的不同特性，对某些心脏病的诊断有重要意义。杂音的听诊要注意其部位、性质、时期、传导、强度、体位及呼吸和运动对杂音的影响。

6. 心包摩擦音

指心包脏层与壁层由于生物性或理化因素致纤维蛋白沉积而粗糙，以致在心脏搏动时产生摩擦而出现的声音，见于各种感染性心包炎，也可见于急性心肌梗死、尿毒症和系统性红斑狼疮等非感染性情况。当心包腔有一定积液量后，摩擦音可消失。

五、血管检查

（一）脉搏

检查脉搏主要用触诊。检查脉搏时应注意脉率、节律、紧张度和动脉壁弹性、强弱和波形变化。特别应注意某些特殊脉搏的出现及临床意义。如水冲脉常见于主动脉瓣关闭不全、甲状腺功能亢进；迟脉主要见于主动脉瓣狭窄；交替脉常见于高血压性心脏病、急性心肌梗死和主动脉瓣关闭不全等。

（二）血压

血压通常指动脉血压或体循环血压（BP），是重要的生命体征。

1. 测量方法

血压测定方法有直接测量法和间接测量法。

2. 根据

1999 年 10 月中国高血压联盟参照了 WHO/ISH 指南（1999）公布的中国高血压防治指南的新标准（表 3-2）。

表 3-2　成人血压水平定义和分类

类别	舒张压（mmHg）	收缩压（mmHg）
理想血压	＜ 120	＜ 80
正常血压	＜ 130	＜ 85
正常高值	130 ～ 139	85 ～ 89
1 级高血压（轻度）	140 ～ 159	90 ～ 99
亚组：临界高血压	140 ～ 149	90 ～ 94
2 级高血压（中度）	160 ～ 179	100 ～ 109
3 级高血压（重度）	≥ 180	≥ 110
单纯收缩期高血压	＞ 140	＜ 90
亚组：临界收缩期高血压	140 ～ 149	＜ 90

注：如收缩压与舒张压水平不在一个级别时，按其中较高的级别分类。

3. 血压测定的临床意义

3 次非同日血压值达到或超过 140/90mmHg，或仅舒张压达到标准，即可认为有高血压；仅收缩压达到标准则称为收缩期高血压；高血压绝大多数是原发性高血压；约＜ 5％继发于其他疾病，称为继发性或症状性高血压。血压低于 90/60mmHg 时称为低血压，见于严重病症，如休克、心肌梗死等。收缩压与舒张压之差称为脉压差，当脉压＞ 40mmHg 时，为脉压增大，见于甲状腺功能亢进、主动脉瓣关闭不全等；若脉压＜ 30mmHg，则为脉压减小，可见于主动脉瓣狭窄、心包积液及严重衰竭患者。临床上常用汞柱式血压计以间接方法测量血压。

近年来在血压监测方面除了重危患者的床旁监测外尚有动态血压监测（ABPM），是高血压诊治中的一项进展。

（三）周围血管征

1. 枪击音

指在四肢动脉处可听到一种短促如同射枪的声音，称为枪击音，主要见于主动脉瓣关闭不全、甲状腺功能亢进和严重贫血。

2. 毛细血管搏动征

用手指轻压患者指甲末端或以玻片轻压患者口唇黏膜，可使局部发白，当心脏收缩时则局部又发红，随心动周期局部发生有规律的红、白交替改变即为毛细血管搏动征。主要见于脉压增大的疾病，如主动脉瓣重度关闭不全、甲状腺功能亢进等。

第三节　腹部检查

一、腹部的体表标志及分区

（一）体表标志

常用的有肋弓下缘、腹上角、脐、髂前上棘、腹直肌外缘、腹中线、腹股沟韧带。

（二）腹部分区

1. 四区分法

通过脐划一水平线与一垂直线，两线相交，将腹部分为四区，即右上腹、右下腹、左上腹和左下腹。

2. 九区分法

由两条水平线和两条垂直线将腹部分为井字形的九区，上面的水平线为两侧肋弓下缘连线，下面的水平线为两侧髂前上棘连线，通过左、右髂前上棘至腹中线连线的中点划两条垂直线，四线相交将腹部分为左、右季肋部，左、右侧腹（腰）部，左、右髂窝部，及上腹部、中腹部和下腹部 9 个区域。

二、视诊

（一）腹部外形

应注意是否对称，有无膨隆或凹陷及局部隆起，有腹水或腹部包块时，还应测量腹围大小。正常腹部两侧对称，仰卧腹部平坦或稍凹陷。腹部有明显膨隆或凹陷常见于病理情况。临床上全腹膨隆多见于腹腔积气、气腹、巨大肿块及肥胖；局部膨隆见于肿瘤或包块、疝。全腹凹陷见于显著消瘦、脱水及恶病质；局部凹陷较少见，多由于手术后腹壁瘢痕收缩所致。

（二）呼吸运动

正常人可以见到呼吸时腹壁上下起伏，即为呼吸运动，男性及小儿以腹式呼吸为主，而成年女性则以胸式呼吸为主，腹壁起伏不明显。

（三）腹壁静脉

正常人腹壁皮下静脉一般不显露。腹壁静脉曲张（或扩张）常见于门静脉高压致循环障碍或上、下腔静脉回流受阻而侧支循环形成时，可见腹壁静脉迂曲变粗。

（四）胃肠型和蠕动波

正常人腹部一般看不到胃和肠的轮廓及蠕动波形。当胃肠道发生梗阻时，梗阻近端的胃或肠段饱满而隆起，可显出胃型或肠型，同时伴有该部位的蠕动加强，可看到蠕动波。

腹部视诊时，除上述各项外尚需注意检查皮肤颜色、湿度、皮疹、体毛分布、弹性、腹纹、瘢痕、疝等。

三、触诊

触诊是腹部检查的主要方法，对腹部体征的认知和疾病的诊断有重要作用。触诊可以进一步确定视诊所见。腹膜刺激征、腹部包块、脏器肿大等疾病主要靠触诊发现。

（一）腹壁紧张度

正常人腹壁有一定张力，但触之柔软，较易压陷。肠胀气、气腹、大量腹水腹壁紧张度增加，但无压痛；急性腹膜炎时，腹壁明显紧张，可硬如木板称为板状腹；局部腹壁紧张可由局部脏器炎症波及腹膜所致，如急性胰腺炎、急性胆囊炎、急性阑尾炎均可引起脏器所在部位腹壁紧张；腹壁紧张度减低常见于慢性消耗性疾病，如大量放腹水后。

（二）压痛及反跳痛

正常腹部触摸时不引起疼痛。如由浅入深按压时发生疼痛，称为压痛。腹腔内脏器炎症、肿瘤、破裂、扭转及腹膜受刺激均可引起压痛，一般为病变所在部位。触诊发现压痛后，手指在该处停留片刻，然后将手迅速抬起，此时患者感疼痛加重，并有痛苦表情，称为反跳痛，提示炎症累及壁腹膜。熟知腹内重要脏器病变所致的压痛点对诊断有很大的价值。常见的压痛点有胆囊触痛点、阑尾压痛点、季肋点、上输尿管点、肋脊点、肋腰点等。

（三）脏器触诊

1.肝胆触诊

触及肝时应注意检查和描述大小、质地、表面状态和边缘、有无压痛、搏动、摩擦感和震颤。正常人一般在肋缘下触不到肝，通常在右肋缘下不超过1cm，剑突下不超过3cm。如超过上述标准，为肝大或肝下移。正常人肝质地软；肝炎、瘀血肝者质地中等硬度；肝癌、肝硬化者肝质硬，表面常有结节，边缘厚薄不一。正常时胆囊隐于肝之后，不能触及。

2.脾触诊

触诊脾脏时应注意其大小、质地、表面情况、有无压痛等。正常情况下脾不能触及。一旦触到脾，即提示有脾大。

3. 肾触诊

除肾下垂或腹壁松弛外，肾脏一般不能触及。肾肿大常见于肾结核、肾积水、肾积脓、肾肿瘤。另外，泌尿系统有炎症时，在肋脊点、肋腰点、上输尿管点处有压痛，具有临床诊断意义。

4. 腹部包块

除以上脏器外，腹部还可能触及一些包块，包括肿大或异位的脏器、炎症性包块、囊肿、肿大淋巴结及恶性肿瘤、胃内结石、肠内粪块等。

四、叩诊

正常腹部除肝、脾部位叩诊为浊音或实音外，其余部位叩诊均为鼓音。

五、听诊

腹部听诊内容包括肠鸣音、血管杂音、摩擦音和搔弹音等。其中以肠鸣音听诊为主，当肠蠕动时，肠管内气体和液体随之而流动，产生的一种断断续续的咕噜声（或气过水声）称为肠鸣音。正常情况下，肠鸣音每分钟 4～5 次；肠鸣音达每分钟 10 次以上，但音调不特别高亢，称为肠鸣音活跃。如次数多且肠鸣音响亮、高亢，甚至呈金属音，称为肠鸣音亢进。

第四节　脊柱与四肢检查

一、脊柱

脊柱是支持体重、维持躯体姿势的重要支柱，并作为躯体活动的枢纽。脊柱的病变主要表现为疼痛、姿势或形态异常、活动度受限等。检查时应注意其弯曲度，有无畸形、压痛，活动范围是否受限，有无叩击痛等。

（一）脊柱弯曲度

正常人直立时脊柱从侧面观察有四个生理弯曲，即颈段稍向前凸、胸段稍向后凸、腰椎明显向前凸、骶椎明显向后凸。正常人脊柱无侧弯。脊柱后凸：指脊柱过度向后弯曲，也称为驼背。脊柱前凸：指脊柱过度向前凸出性弯曲，多发生在腰椎部位。脊柱离开后正中线向左或右偏曲称为脊柱侧凸。其中姿势性侧凸是指无脊柱结构异常，其脊柱的弯曲度多不固定（特别是早期），改变体位可使侧凸得以纠正。器质性侧凸的特点是改变体位不能使侧凸得到纠正。

（二）脊柱活动度

正常人脊柱有一定活动度，但各部位活动范围明显不同。颈椎段和腰椎段的活动范围最大：胸椎段活动范围较小。脊柱颈段活动受限见于颈椎及其关节、肌肉病变；脊柱腰段活动受限见于腰肌韧带劳损、椎间盘脱出、结核致腰椎骨质破坏等。

二、四肢关节

正常人四肢与关节左右对称，形态正常，无肿胀、无压痛，活动不受限。检查时应注意有无形态异常，如匙状指、杵状指、膝内外翻、骨折与关节脱位、肌肉萎缩、下肢静脉曲张、水肿、运动障碍等。

第五节　神经系统检查

神经系统主要包括中枢神经系统与周围神经系统两大部分。其检查包括脑神经、运动神经、感觉神经、神经反射和自主神经等方面的检查。同时不能忽视意识状态与精神状态的整体检查。这是一项准确性要求很高的专科检查，本文重点讲述反射检查。

一、神经反射检查

反射检查主要有深反射、浅反射、病理反射和脑膜刺激征。

（一）浅反射

1. 角膜反射

嘱被检者向内上注视，以细棉签纤维由角膜外缘向内轻触被检者角膜，正常时该眼睑迅速闭合，称为直接角膜反射。若刺激一侧引起对侧眼睑闭合，则称为间接角膜反射。

2. 腹壁反射

检查者可用火柴杆分上、中、下三个部位，按一定方向迅速轻划被检查者腹壁皮肤，正常时受刺激部位可见腹肌收缩。腹壁反射消失见于昏迷或急腹症患者。

（二）深反射

1. 肱二头肌反射

被检者前臂屈曲90°，检查者以左手拇指置于被检者肘部肱二头肌腱上，然后右手持叩诊锤叩左拇指指甲，可使肱二头肌收缩，引发屈肘动作。

2. 膝反射

坐位检查时，被检者小腿完全松弛，检查者以左手托起其膝关节使之屈曲120°，用右手持叩诊锤叩击膝盖髌骨下方股四头肌肌腱，可引起小腿伸展。

3. 跟腱反射

患者仰卧，髋及膝关节稍屈曲，下肢取外旋外展位。检查者左手将被检者足部背屈成直角，以叩诊锤叩击跟腱，反应为腓肠肌收缩，足向跖面屈曲。

（三）病理反射

1.Babinski 征

用棉签沿患者足底外侧缘，由后向前划，至小趾根部并转向内侧。正常反应为足趾向跖面屈曲，称为 Babinski 征阴性。Babinski 征阳性表现为第一跖趾背曲，其余四趾似扇形展开，见于锥体束损害。

2.Oppenheim 征

医生用拇指及食指沿被检者胫骨前缘用力由上向下滑压。阳性表现同
Babinski 征。

二、脑神经检查

脑神经检查包括嗅神经、视神经（视力、视野、眼底）、三叉神经（面部感
觉、咀嚼运动）、面神经、舌下神经等十二对脑神经检查。

三、运动功能检查

运动功能检查包括肌力、肌张力、不随意运动、共济运动检查。

第四章　辅助检查诊断

第一节　实验室检查

一、常用血细胞检查

（一）参考区间（见表 4-1）

表 4-1　常用血细胞参数的英文缩写及参考区间

项目名称	英文缩写	参考区间
白细胞数	WBC	成人：静脉血（$3.5 \sim 9.5$）$\times 10^9$/L；手指血：（$4.0 \sim 10.0$）$\times 10^9$/L；新生儿：（$15.0 \sim 20.0$）$\times 10^9$/L；6 月～ 2 岁：为（$11.0 \sim 12.0$）$\times 10^9$/L
中性粒细胞绝对值	NEU（L）	$1.8 \sim 6.3 \times 10^9$/L
淋巴细胞绝对值	LYMPHJHJ	$1.1 \sim 3.2 \times 10^9$/L
单核细胞绝对值	MONJHJ	$0.1 \sim 0.6 \times 10^9$/L
嗜酸性细胞绝对值	EOSJHJ	$0.02 \sim 0.52 \times 10^9$/L
嗜碱性细胞绝对值	BASJHJ	$0 \sim 0.06 \times 10^9$/L
中性粒细胞百分比	NEU%	$40\% \sim 75\%$
淋巴细胞百分比	LYMPH%	$20\% \sim 50\%$
单核细胞百分比	MON	$3\% \sim 10\%$

项目名称	英文缩写	参考区间
嗜酸性细胞百分比	EOS%	0.4% ～ 8.0%
嗜碱性细胞百分比	BAS%	0 ～ 1%
大体积未染色细胞	LUC	0.05 ～ 0.4 × 10⁹/L
大体积未染色细胞比例	LUC%	1.0% ～ 4.0%
红细胞计数	RBC	成年男性：（4.3 ～ 5.8）× 10^{12}/L；成年女性：（3.8 ～ 5.1）× 10^{12}/L；新生儿：（6.0 ～ 7.0）× 10^{12}/L
红细胞比容（压积）	HCT	M：0.4 ～ 0.5 F：0.35 ～ 0.45
平均红细胞容积	MCV	82 ～ 100fl
红细胞分布宽度	RDW-CV	11% ～ 14.5%
血红蛋白	HGB	成年男性：130 ～ 175g/L；成年女性：115 ～ 150g/L；新生儿：170 ～ 200g/L
平均红细胞血红蛋白含量	MCH	27 ～ 34pg
平均红细胞血红蛋白浓度	MCHC	316 ～ 354g/L
血红蛋白分布宽度	HDW	24 ～ 34g/L
血小板计数	PLT	100 ～ 300 × 10⁹/L
血小板体积分布宽度	PDW	15% ～ 18%
平均血小板体积	MPV	6.5 ～ 13.0fl
血小板压积	PCT	0.11% ～ 0.28%
大血小板比例	LPR	＞ 36%
血小板成熟指数	IPF	
网织红细胞绝对值	RetJHJ	28 ～ 75 × 10⁹/L
网织红细胞百分比	Ret%	0.5% ～ 1.5%
网织红细胞成熟指数	RMI	10.3% ～ 34.0%
高荧光强度网织红细胞	HFR	1.0% ～ 4.5%

续表

项目名称	英文缩写	参考区间
中荧光强度网织红细胞	MFR	7% ～ 15%
低荧光强度网织红细胞	LFR	80% ～ 90%
网织红平均体积	MCVr	106 ～ 116fl
网织红分布宽度	RDWr	15 ～ 19
网织血红蛋白分布宽度	HDWr	28 ～ 38

注:(1)不同品牌和型号的仪器所能提供血细胞参数有区别,这里整合了目前各种血液分析仪的所有的参数。

(2)血细胞参数可分为三个部分,第一部分广泛、成熟地应用于临床疾病的诊治(如WBC,RBC,PLT,RET 等);第二部分在疾病的诊治中有一定的临床价值,已被临床接受,但不确定度较大(如 RDW,MPV,PDW,HDW);第三部分仅用于临床研究,不作临床诊断应用(在美国没有被 FDA 通过的参数)

(3)各参数的参考区间,本书主要依据《中华人民共和国卫生行业标准》——血细胞分析参考区间(ws/T405 - 2012,2012.12.25 发布),有些参数与最近的国内外文献报道有差异,一般允许各个实验室结合医院的特点,建立自己的参考区间,但必须按照 EP-A 文件进行验证。

(4)近年来国内相对有权威的血细胞参数的参考区间是:2001 年丛玉隆等组织了全国 14 个省、市三甲医院进行了调查分析,其结果正常成年人血白细胞计数男性均值为 $6.03×10^9/L$,区间在($3.97 ～ 9.15$)$×10^9/L$;女性均值为 $5.89×10^9/L$,区间在($3.69 ～ 9.16$)$×10^9/L$;男、女性成年人红细胞计数参考区间分别为($4.09 ～ 5.74$)$×10^{12}/L$ 和($3.68-5.13$)$×10^{12}/L$,正常成年人血红蛋白男性为 151g/L($131 ～ 172g/L$),女性为 129g/L($113 ～ 151g/L$);正常成年人 MCH 均值(区间)男性为 30.8($27.8 ～ 33.8$)pg,女性为 30.2($26.9 ～ 33.3$)pg;正常成年人 MCV 均值(区间)男性为 91.2($83.9 ～ 99.1$)fl,女性为 91.3($82.6 ～ 99.1$)f1。血小板计数男性为 $188×10^9/L$ 和($85 ～ 303$)$×10^9/L$,女性为 $206×10^9/L$ 和($101 ～ 320$)$×10^9/L$。

(二)解释和应用

1.白细胞总数病理性变化

(1)白细胞增高

①急性感染:急性化脓性感染时,白细胞增高程度取决于感染微生物的种类、感染灶的范围、感染的严重程度以及患者的反应能力。如感染很局限且轻微,白细胞总数仍可正常,但分类检查时可见中性粒细胞有所增高;中度感染时,白细胞总数常增高 $> 10×10^9/L$,并伴有轻度核左移;严重感染时,白细胞

总数常明显增高，可达 $20.0 \times 10^9/L$ 以上，且伴有明显的核左移。②严重的组织损伤或大量血细胞破坏：在较大手术后 $12 \sim 36h$，白细胞常达 $10.0 \times 10^9/L$ 以上，其增多的细胞成分以中性分叶核粒细胞为主。急性心肌梗死后 $1 \sim 2d$ 内，常见白细胞数明显增高，借此可与心绞痛相区别。急性溶血反应时，也可见白细胞增高。③急性大出血：在脾破裂或宫外孕输卵管破裂后，白细胞迅速增高，常达（20-30）$\times 10^9/L$。其增多的细胞也主要是中性粒细胞。④急性中毒：化学药物如安眠药、敌敌畏等中毒时，常见白细胞数增高，甚至可达 $20 \times 10^9/L$ 或更高，代谢性中毒如糖尿病酮症酸中毒及慢性肾炎尿毒症时，也常见白细胞增高，均以中性粒细胞为主。⑤肿瘤性增高：白细胞呈长期持续增高，最常见于粒细胞性白血病，其次也可见于各种恶性肿瘤的晚期。此时，不但总数常达（10 ～ 20）$\times 10^9/L$ 或更高，且可有较明显的核左移现象，呈所谓类白血病反应。

（2）白细胞减低

①某些感染：某些革兰阴性杆菌如伤寒杆菌感染时，如无并发症，白细胞数均减少甚至可低到 $2 \times 10^9/L$ 以下。一些病毒感染如流感时白细胞也减少，可能是由于在细菌内毒素及病毒作用下使边缘池粒细胞增多而导致循环池中粒细胞减少所致，也可能与内毒素抑制骨髓释放粒细胞有关。②某些血液病：如典型的再生障碍性贫血时，呈"三少"表现。此时白细胞可少到 $1 \times 10^9/L$ 以下，分类时几乎均为淋巴细胞，乃因中性粒细胞严重减少所致的淋巴细胞相对增多。小部分急性白血病其白细胞总数不高反而减低，称非白血性白血病，其白细胞可 $< 1 \times 10^9/L$，分类时也呈淋巴细胞相对增多，此时只有骨髓检查才能明确诊断。③慢性理、化损伤：电离辐射（如 X 线等）、长期服用氯霉素后，可因抑制骨髓细胞的有丝分裂而致白细胞减少，故于接触和应用期间每周应作一次白细胞计数。④自身免疫性疾病：如系统性红斑狼疮等，由于自身免疫性抗核抗体导致白细胞破坏而减少。⑤脾功能亢进：各种原因所致的脾大，如门脉肝硬化、班替综合征等均可见白细胞减少。其机制为肿大的脾中的单核-巨噬细胞系统破坏了过多的白细胞；肿大的脾分泌了过多的脾素，而此种体液因子能激活促进粒细胞生长的某些因素。

2.白细胞分类结果异常

（1）中性粒细胞

①增加：见于急性感染性化脓性炎症、中毒（尿毒症、糖尿病酸中毒）、急

性出血、急性溶血及手术后等；

②减少：见于某些传染病（伤寒、疟疾等）、化学药物及放射损害、某些血液病、过敏性休克、恶病质、脾功能亢进及自身免疫性疾病等。

（2）淋巴细胞

①增加：见于淋巴细胞性白血病、百日咳、传染性单核细胞增多症、水痘、麻疹、结核病、狭窄排斥反应前期及传染病恢复期等；

②减少：见于免疫缺陷病、丙种球蛋白缺乏症、淋巴细胞减少症、应用肾上腺皮质激素后及放射病等。

（3）单核细胞

增多常见于亚急性细菌性心内膜炎、伤寒、疟疾、黑热病、活动性结核、单核细胞性白血病、急性感染恢复期等。

（4）嗜酸性粒细胞

①增多：见于过敏性疾病、皮肤病、寄生虫、血液病、猩红热、溃疡性结肠炎、X线照射后、脾切除、传染病恢复期等；

②减少：多见于伤寒、副伤寒，以及应用肾上腺皮质素或促肾上腺皮质素后。

（5）嗜碱性粒细胞

增多见于慢性粒细胞白血病、淋巴网细胞瘤、脾切除后等，恶性肿瘤、严重传染病、败血病、中毒（药物或重金属）大面积烧伤等。严重感染中性粒可出现毒性颗粒、空泡、Dohle氏体、核棘突、退行性变及细胞大小不均等变化。

3.红细胞数量异常

（1）相对性增高

常见于剧烈呕吐、严重腹泻、大面积烧伤、大量出汗、多尿和水的摄入量显著不足导致血液被浓缩的患者。

（2）绝对性增高

与组织缺氧有关。可引起继发性红细胞增多，如慢性肺源性心脏病、发绀性先天性心脏病，慢性一氧化碳中毒，高山适应不全等。

（3）真性红细胞增多症

红细胞可达（7～10）×10^{12}/L。

（4）病理性减低

①红细胞减低所致的贫血：一是因骨髓造血衰竭，如再生障碍性贫血、骨髓纤维化等伴发的贫血；二是因造血物质缺乏或利用障碍引起的贫血，如缺铁性贫血、铁粒幼细胞性贫血、叶酸及 B 族维生素缺乏所致的巨幼细胞性贫血。②因红细胞膜、酶遗传性的缺陷或外来因素造成红细胞破坏过多导致的贫血，如遗传性球形红细胞增多症、珠蛋白生成障碍性贫血、阵发性睡眠性血红蛋白尿、异常血红蛋白病、免疫性溶血性贫血、心脏体外循环的大手术及一些化学、生物因素等引起的溶血性贫血。③失血：急性失血或消化道溃疡、钩虫病等慢性失血所致贫血。

（5）红细胞计数医学决定水平

高于 6.8×10^{12}/L，应采取相应的治疗措施；低于 3.5×10^{12}/L 为诊断贫血的界限，应继续寻找病因；低于 1.5×10^{12}/L 应考虑输血。

4.红细胞体积分布宽度及红细胞平均指数（MCV，MCH，MCHC）

红细胞体积分布宽度（RDW）是一个较新的红细胞参数，由血细胞分析仪根据红细胞体积分布的直方图导出，反映所测标本中红细胞体积大小的异质程度，常用变异系数（CV）表示。临床上可用于以下情况。

（1）进行贫血形态学新的分类

根据不同病因引起贫血的红细胞形态特点的不同，可将贫血分成 6 类，见表 4-2。新的分类法较传统分类法可能更全面，对贫血的病因分析和鉴别诊断具有更大意义。

表 4-2　贫血的 MCV/RDW 分类法

贫血类型	MCV/RDW 特征	常见原因或疾病
小细胞均一性	MCV 减少，MCH 减少，RDW 正常	轻型珠蛋白生成障碍性贫血、某些继发性贫血
小细胞不均一性	MCV 减少，MCH 减少，RDW 增高	缺铁性贫血、P- 珠蛋白生成障碍性贫血、HbH 病
正细胞均一性	MCV 正常，RDW 正常，MCH 正常	再障、白血病、某些慢性肝病、肾性贫血、急性失血、长期或大剂量化疗后、遗传性球形红细胞增多症

贫血类型	MCV/RDW 特征	常见原因或疾病
正细胞不均一性	MCV 正常，RDW 增高	混合型营养缺乏性贫血、部分早期铁缺乏（尚无贫血）、血红蛋白病性贫血、骨髓纤维化、铁粒幼细胞贫血等
大细胞均一性	MCV 增大，MCH 增高，RDW 正常	MDS、部分再障、部分肝病性贫血、某些肾病性贫血
大细胞不均一性	MCV 正常，MCH 增高，RDW 增高	巨幼细胞性贫血、某些肝病性贫血

（2）缺铁性贫血（IDA）的筛选诊断和疗效观察

RDW 增高对缺铁性贫血诊断的灵敏度达 95%，但特异性不强，可作为缺铁性贫血的筛选指标。缺铁性贫血时 RDW 增高，尤其是 MCV 尚处于参考值范围时，RDW 增高更是诊断缺铁性贫血的指征。当 MCV 减小时，RDW 增高更为显著；给予铁剂治疗有效时，RDW 将比给药前更大。这是因为患者补铁后，网织红细胞增多并释放入血，与给药前的小红细胞并存的缘故，故 RDW 先增大，随着正常红细胞的增多和小红细胞的减少，RDW 逐渐降至参考范围。

（3）鉴别缺铁性贫血和轻型 β 珠蛋白生成障碍性贫血

Bessman 曾分析了两类贫血患者 RDW 变化，缺铁性贫血患者 100%RDW 增高，而 88% 轻型 β 珠蛋白生成障碍性贫血患者的 RDW 正常，提示 RDW 可作为两类贫血的鉴别诊断指标。

5. 网织红细胞及相关参数（Ret、RMI、LFR、MFR、HFR）

网织红细胞计数是反映骨髓造血功能的重要指标。正常情况下，骨髓中网织红细胞均值为 150×10^9/L，而血液中则为 65×10^9/L。当骨髓网织红细胞增多而外周血网织红细胞减少时，可提示释放障碍；骨髓和外周血两者网织红细胞均增加，数量比 1∶1 为释放增加。还可以从网织红细胞发育过程中获得有关红细胞生成活性的其他信息。除测定网织红细胞数量外，有必要确定网织红细胞的成熟类型。正常时，周围血Ⅲ型网织红细胞为 0.2 ～ 0.3，Ⅳ型 0.7 ～ 0.8，但骨髓红系明显增生时，可出现Ⅰ型和Ⅱ型网织红细胞。

（1）判断骨髓红细胞造血情况

①网织红细胞增多：表示骨髓红细胞生成旺盛，常见于溶血性贫血。溶血

时由于大量网织红细胞进入血液循环，网织红细胞可增至 6% ～ 8% 或 8% 以上。急性溶血时，可达 20% 左右，严重者可在 50% 以上，绝对值常超过 $100 \times 10^9/L$。急性失血后 5 ～ 10d 网织红细胞达高峰，2 周后恢复正常，也可见于放疗和化疗后，造血恢复时。骨髓检查表现红细胞增生活跃，而外周血网织红细胞计数正常或仅轻度增高。

②网织红细胞减少：见于再生障碍性贫血、溶血性贫血再障危象时。典型再生障碍性贫血，网织红细胞计数常低于 0.005，网织红细胞绝对值低于 $15 \times 10^9/L$，为其诊断标准之一。

（2）观察贫血疗效

缺铁性贫血、巨幼细胞性贫血治疗过程中，如网织红细胞增高，表明治疗有效，骨髓增生功能良好；如网织红细胞不增高，则表明治疗无效，并提示有骨髓造血功能障碍，需进一步检查。网织红细胞是贫血患者随访检查项目之一。

（3）骨髓移植后监测骨髓造血恢复

骨髓移植后第 21 天，如网织红细胞 > $15 \times 10^9/L$，常表示无移植并发症；若网织红细胞 < $15 \times 10^9/L$ 伴中性粒细胞和血小板增高，可能为骨髓移植失败。

（4）网织红细胞相关参数的应用

①低吸光度和高吸光度网织红细胞：可作为鉴别诊断的初筛指标。例如，溶血性贫血时网织红细胞、低吸光度和高吸光度网织红细胞明显增高；肾性贫血患者，高吸光度网织红细胞上升，低吸光度网织红细胞下降，网织红细胞不增高。

②网织红细胞成熟指数（RMI）：增高见于溶血性贫血、特发性血小板减少性紫癜、慢性淋巴细胞白血病、急性白血病、真性红细胞增多症、再生障碍性贫血和多发性骨髓瘤，但特发性血小板减少性紫癜患者的网织红细胞绝对值正常。RMI 降低通常与骨髓造血衰竭或无效造血有关，如巨幼细胞性贫血。

③中吸光度网织红细胞 + 高吸光度网织红细胞：表示未成熟的网织红细胞比率（IRF），是血液分析仪提供的较新参数。IRF 增高是估计骨髓移植后造血恢复的早期指标。

6. 血小板总数

（1）血小板数增高

①一过性增高，见于急性大出血及溶血之后；②持续性增高，见于真性红细胞增多症、出血性血小板增多症；③慢性粒细胞性白血病、多发性骨髓瘤及许多

恶性肿瘤的早期常可见血小板增多。

（2）血小板数减少

①血小板产生减少，见于造血功能受到损害，如再生障碍性贫血、急性白血病、急性放射病；②血小板破坏亢进，见于原发性血小板减少性紫癜、脾功能亢进和进行体外循环时；③血小板消耗过多，如弥散性血管内凝血、血栓性血小板减少性紫癜等。

7. 平均血小板体积和血小板分布宽度（MPV，PDW）

（1）MPV 用于鉴别血小板减少的病因

血小板破坏增加者如 ITP，DIC 等疾病 MPV 增高；骨髓增生低下者（如再障），MPV 降低或正常。

（2）MPV、PDW 用于骨髓造血功能恢复的预示分析

在化疗结束和骨髓移植早期，MPV 增高是骨髓功能恢复的第一征候，比 PLT、RBC 等增高要早 1 ～ 2d。

（3）MPV 用于临床上出血倾向的分析

MPV 大，则血小板黏附聚集力强，代谢活跃、止血功能好，即使 PLT 结果较低也不一定有出血倾向，相反 MPV 小，则血小板功能差，一旦 PLT 降低，会有明显的出血倾向。

8. 嗜酸性粒细胞计数

（1）嗜酸性粒细胞增多

指成人外周血嗜酸性粒细胞 $> 0.5 \times 10^9/L$。见于寄生虫病、变态反应性疾病（支气管哮喘、坏死性血管炎、药物过敏反应、荨麻疹、血管神经性水肿、血清病、异体蛋白过敏、枯草热等）、皮肤病（如湿疹、剥脱性皮炎、天疱疮、银屑病等）、血液病（如慢性粒细胞白血病、嗜酸性粒细胞白血病、真性红细胞增多症、多发性骨髓瘤等）、某些恶性肿瘤（如肺癌）、某些传染病（如猩红热、乙型溶血性链球菌等）、风湿性疾病、脑腺垂体功能减低症、过敏性间质性肾炎、高嗜酸性粒细胞综合征等。

（2）嗜酸性粒细胞减低

其临床意义较小。见于长期应用肾上腺皮质激素后；某些急性传染病，如在伤寒极期，因机体应激反应增高，皮质激素分泌增高，使嗜酸性粒细胞减低，但在恢复期，嗜酸性粒细胞又重新出现；持续减低甚至完全消失，则表明病情

严重。

（3）嗜酸性粒细胞计数的其他应用

①观察急性传染病的预后：肾上腺皮质有促进机体抗感染的能力，因此当急性感染时，肾上腺皮质激素分泌增高，嗜酸性粒细胞随之减低，恢复期嗜酸性粒细胞又逐渐增多。若临床症状严重，而嗜酸性粒细胞不减低，说明肾上腺皮质衰竭；若嗜酸性粒细胞持续减低，甚至完全消失，说明病情严重；反之，嗜酸性粒细胞重新出现，甚至暂时增多，则为恢复期的表现。②观察手术和烧伤患者的预后：手术后 4h 嗜酸性粒细胞显著减低甚至消失，24～48h 后逐渐增多，增多速度与病情变化基本一致。大面积烧伤患者，数小时后嗜酸性粒细胞完全消失，且持续时间较长。若大手术或大面积烧伤后，患者嗜酸性粒细胞不断减低或减低很少，均表明预后不良。③测定肾上腺素皮质功能：促肾上腺皮质激素可使肾上腺皮质产生肾上腺皮质激素，造成嗜酸性粒细胞减低。嗜酸性粒细胞直接计数后，随即肌内注射或静脉滴注 ACTH25mg，直接刺激肾上腺皮质，或注射 1% 肾上腺素 0.5mL，刺激腺垂体分泌 ACTH，间接刺激肾上腺皮质。肌内注射后 4h 或静脉滴注后 8h，再作嗜酸性粒细胞计数。结果判定：A. 在正常情况下，注射 ACTH 或肾上腺素后，嗜酸性粒细胞比注射前应减低 50% 以上；B. 肾上腺皮质功能正常，而腺垂体功能不良者，则直接刺激时减低 50% 以上，间接刺激时不减低或减低很少；C. 垂体功能亢进时，直接和间接刺激均可减低 80%～100%；D. 体前叶功能正常，而肾上腺皮质功能不良者则直接和间接刺激减低均不到 50%。

二、尿液检验

（一）尿液本 - 周蛋白（热沉淀法）

本 - 周蛋白又称凝溶蛋白，是一种免疫球蛋白的轻链或其聚合体。其在 pH 一定的条件下，加热至 40～60℃时出现沉淀，温度升高至 100℃时沉淀消失，冷却时又可重现沉淀。

尿本 - 周氏蛋白阳性见于多发性骨髓瘤及巨球蛋白血症、肾淀粉样变、慢性肾盂肾炎及恶性淋巴瘤。

（二）尿液血红蛋白

血红蛋白中的血红素基团具有拟过氧化酶功能，催化过氧化氢氧化邻甲联苯胺呈现蓝色变化。

阳性见于阵发性睡眠性血红蛋白尿症、寒冷性血红蛋白尿症、急性溶血性疾病、血型不合输血及大面积烧伤等引起的大量红细胞破坏。

（三）尿液肌红蛋白

肌红蛋白和血红蛋白一样含有血红素基团，具有拟过氧化酶功能，能催化过氧化氢氧化邻甲联苯胺呈现蓝色变化。可用80%饱和度的硫酸铵提取肌红蛋白来检定。

肌红蛋白是一种小相对分子质量蛋白质，易被肾小球滤过。正常尿中阴性；各种原因引起肌肉组织损伤可产生大量肌红蛋白，并多伴有红细胞的破坏。因此，肌红蛋白尿多伴血红蛋白尿。

尿液肌红蛋白阳性还见于遗传性肌红蛋白尿、散发性肌红蛋白尿。

（四）尿液含铁血黄素（Rous 法）

含铁血黄素中的高铁（Fe^{3+}）离子与亚铁氰化物在酸性环境中产生蓝色的亚铁氰化铁沉淀，此反应称为普鲁士蓝反应。

含铁血黄素是一种不稳定的铁蛋白聚合体，来自肾小管上皮细胞对血管内溶血产生的部分血红蛋白的重吸收与降解。健康人为阴性。如含铁血黄素生成过量，超过肾上皮细胞转运能力时，则在上皮细胞内沉积，细胞脱落随尿排出，形成含铁血黄素尿。有时尿中血红蛋白量少，隐血试验阴性而本试验呈阳性。但在溶血初期，虽然有血红蛋白尿，由于血红蛋白尚未被肾上皮细胞所摄取，因而未能形成含铁血黄素，故可呈阴性。

阳性见于阵发性睡眠性血红蛋白尿症和其他血管内溶血。

（五）尿液脂肪

尿中混有脂肪称脂肪尿。采用脂溶剂乙醚将其抽提，并用脂溶性染料苏丹Ⅲ染色脂肪小滴进行鉴别。

健康人尿中无脂肪，因脂质不能从肾小球滤出，即使滤出少量脂肪也被肾小管重吸收。当肾小球病变伴高血脂症或乳糜尿时，尿中可出现脂肪。

脂肪尿见于各种原因所致的肾病综合征、糖尿病性肾病、狼疮性肾炎等。

（六）乳糜尿

乳糜微粒与蛋白质混合于尿中而呈现乳化状浑浊，称乳糜尿。采用脂溶剂乙醚将其抽提，并用脂溶性染料苏丹Ⅲ染色脂肪小滴进行鉴别。

尿中乳糜试验阳性见于丝虫病、腹内结核、肿瘤、胸腹部创伤、手术或其他原因造成的淋巴管阻塞，其结果是使尿路淋巴管破裂而形成乳糜尿。

三、粪便检验

粪便化学及免疫学检查可用于消化道出血鉴别与肿瘤筛检，如隐血试验持续阳性提示有恶性肿瘤；通过粪胆色素定性检查，结合血液和尿液中的胆红素和尿胆色素成分检查有助于判断黄疸类型。

（一）隐血试验

消化道少量出血肉眼很难观察到，且红细胞又被消化液分解以至显微镜下也无法发现出血状况，隐血试验目前主要采用化学法、免疫学法。化学法有邻联甲苯胺法、联苯胺法、愈创木脂法等，这些方法基本原理相同，均基于血红蛋白中的血红素可促使 H_2O_2 分解释放新生氧 O_2，使各种色原物质氧化而显色。

粪便隐血检验对消化道出血及肿瘤的诊断有重要价值。消化道溃疡，药物致胃黏膜损伤，肠结核、结肠息肉、钩虫病及消化道肿瘤时，粪便隐血试验常为阳性。消化道溃疡时，阳性率为 40% ～ 70%，呈间断性阳性。消化道癌症时，阳性率可达 95%，呈持续性阳性。此外流行性出血热患者的粪便隐血试验也有84% 的阳性率，可作为疾病的重要佐证。

（二）粪胆素检验

1.粪胆素检验

粪便中的粪胆素与汞结合形成红色化合物。

正常粪便中无胆红素而有粪胆原及粪胆素。

粪胆素是由粪胆原在肠道中停留被进一步氧化而成，粪便由于粪胆素存在而呈棕黄色，当胆总管结石、肿瘤而完全阻塞时，粪便中因无胆色素而呈白陶土色。

2. 粪胆原检验

无论定性或定量均采用 Ehrlich 法，反应后生成红色化合物，呈色深浅与粪胆原量呈正比。

健康人为阴性，每 100g 粪便中粪胆原量为 75 ～ 350mg。低于或高于参考值可辅助诊断为梗阻性或溶血性黄疸。

三、肝功能检查

（一）血清总胆红素检测（T-BIL）

总胆红素是血红蛋白、肌红蛋白、过氧化物酶、细胞色素等含铁卟啉的化合物在体内代谢的产物。血清中有两类胆红素，即未结合胆红素和结合胆红素。未结合胆红素又称游离胆红素或间接胆红素（I-BIL）。

1. 参考值

血清总胆红素：5.1 ～ 19.1μmol/L（0.3 ～ 1.1mg/dl）。

血清结合胆红素（1min）：1.7 ～ 6.8μmol/L（0.1 ～ 0.4mg/dl）。

2. 临床意义

（1）增高

①生成过多，见于溶血性贫血、红细胞无效生成、感染（如疟疾）、输血反应、烧伤、大血肿的吸收。②肝细胞处理胆红素能力减低，见于感染或毒性导致肝实质性损伤，包括急性与慢性病毒性肝炎、细菌性与寄生物性肝病、肝转移、药物导致的肝实质损伤与胆汁性肝损伤以及其他累及肝脏的原发性疾病。③胆红素排泄障碍见于各种原因引起的肝内、外完全或不完全梗阻，如胆石症、胆道癌、胰头癌、原发性胆汁性肝硬化等。④各类先天性高胆红素血症，包括未结合胆红素增高的 CriglerNajar 综合征和 Gilbert 综合征，是因胆红素摄取或胆红素代谢障碍使未结合胆红素在血中潴留；结合胆红素增高的 DubinJohnson 综合征和 Rotor 综合征。

（2）降低

见于再生障碍性贫血及各种继发性贫血。

（二）结合胆红素检测

1.参考范围

改良 JG 法：0 ～ 3.4μmol/L。

胆红素氧化酶法：（2.57±2.56）μmol/L。

2.临床意义

DB 增高见于肝内或肝外胆道阻塞（胆石症、胆道癌、胰头癌、原发性胆汁性肝硬化）、肝细胞损害（各种急、慢性肝炎，特别是疾病晚期）、结合胆红素增高的高胆红素血症等。

（三）血清总胆汁酸的检测

1.临床意义

（1）空腹血清 TBA 测定

血清 TBA 增高见于：①肝细胞损害，如急性肝炎、慢性活动性肝炎、中毒性肝炎、肝硬化、肝癌及酒精性肝病时显著增高，尤其是肝硬化时 TBA 阳性率明显高于其他指标。受损的肝细胞不能有效摄取和排泌经肠道回吸收的胆汁酸，导致血中 TBA 增高，肝细胞受损情况与血清 TBA 呈正比关系。疑有肝病但其他生化检查指标正常或轻度异常的患者应予以血清 TBA 测定。②胆道梗阻，如胆石症、胆道肿瘤等肝内、外胆管梗阻时胆汁酸排泄受阻，血清 TBA 增高。③门脉分流，肠道中次级胆酸经分流的门脉进入体循环，使血清 TBA 增高。④生理性增高，进食后血清胆汁酸可一过性增高。肠道疾病引起胆汁酸代谢异常时，可影响脂肪的消化吸收，轻者出现水样腹泻，重者则出现脂肪痢。胆汁中胆固醇的溶解度取决于胆汁酸和卵磷脂的含量和三者的比例关系，当胆汁酸、卵磷脂浓度降低或胆固醇含量增高时，胆汁中部分胆固醇不能溶解于其中，以结晶形式析出，形成胆固醇结石。

（2）餐后 2h 血清 TBA 测定

空腹时胆汁酸主要储存在胆囊中，大量胆汁酸在进餐后进入肠肝循环，肝脏摄取胆汁酸负荷加重。肝病患者血清胆汁酸在餐后升高较空腹时更明显。因此，餐后 2h 血清 TBA 测定优于空腹血清 TBA 测定。如餐后血清胆汁酸水平不升高，提示回肠部位病变或功能紊乱。

（3）血清胆酸 / 鹅脱氧胆酸（CA/CDCA）值

正常时肝脏降解 CA 较快，而肠吸收 CDCA 较多，因此血清 CA/CDCA 为 0.5 ～ 1。肝细胞损害时，主要表现为 CA 合成减少，而 CDCA 变化不大，因而 CA/CDCA 值降低，其降低程度与肝损害程度平行。梗阻性黄疸时，血清 CA 增高程度大于 CDCA，CA/CDCA > 1.5。所以 CA/CDCA 值可作为肝实质病变与胆汁淤积性病变的鉴别指标。

2. 参考值

血清和血浆：0 ～ 10 μ mol/L。

第二节　影像检查

一、X 线

自 1895 年德国物理学家伦琴发现 X 线以后，X 线很快就被用于医学并逐渐形成了临床 X 线学科。目前，X 线诊断是医学影像诊断中的基础内容，也是主要内容，临床应用最为广泛。X 线是影像检查中使用最多和最基本的方法，它具有成像清晰、经济、简便等优点，是胃肠道、骨骼关节和胸部疾病的首选检查方法。随着设备的不断改进，X 线对人体的辐射影响已经很小。外伤、骨关节及胸部疾病，首选 X 线检查，不能确诊的再用 CT 进一步诊断确诊；胃肠道疾病主要做 X 线造影及内镜检查。

（一）X 线的基本特性

X 线成像是目前临床应用最广泛的检查技术。X 线是电磁波的一种，具有电磁波的所有特性。常规的胸透、X 线摄影、X 线胃肠检查及 CT 检查均属于 X 线成像。临床上采用 X 线进行影像学检查是因为 X 线具有以下特性。

1. 穿透性

X 线能穿透可见光不能穿透的物体，但在穿透过程中部分 X 线被吸收即衰减。X 线穿过物体后衰减的程度与所穿过物质的密度、厚度有关。X 线的穿透性和物体对 X 线的衰减作用两者共同构成了 X 线成像的基础。

2. 荧光效应

X 线能激发荧光物质，如硫化锌镉、钨酸钙等，产生肉眼可见的荧光，叫作荧光效应，是透视检查的基础。

3. 感光效应

X 线可以使涂有溴化银的胶片感光。感光后，溴化银分解出金属银，金属银在胶片上表现为黑色，依沉积量的多少显示为灰或黑。这就是 X 线摄影的基础。

4. 电离与生物效应

X 线通过任何物质都可以产生电离效应。它对人体的作用有两方面：一是治疗作用（放疗）；二是 X 线剂量超过一定程度，使人体产生生物学方面的改变而对人体造成损伤。正因为如此，在进行 X 检查的过程中，一定要注意防护。

（二）X 线成像的基本原理

X 线成像，就是将人体的不同组织以不同的层次显示出来，要求组织器官的边缘要清晰。在穿透力一定的情况下，由于人体组织结构的密度和厚度的差异，穿过人体的 X 线衰减的程度不同，如果用胶片检测，就可以显示出胶片上呈现出灰黑不一的差异来。总的来说，X 线成像就是检测 X 线穿过人体后所剩余的 X 线量。依据人体组织对于 X 线吸收能力的不同，将人体组织分为三类。

1. 高密度

骨骼和钙化灶等。特点是比重高，密度大，吸收 X 线量多，故而剩余的 X 线量少，X 线片感光最少。在 X 线胶片上显示为白色，即为高密度影。

2. 中等密度

软骨、肌肉、神经、实质器官、液体等。这些组织吸收 X 线的量介于高密度组织与低密度组织之间，在 X 线胶片上感光量居中。在 X 线胶片上显示为灰白色，即中等密度影。

3. 低密度

脂肪组织以及存在于呼吸道、胃肠道、鼻窦的气体等。这些组织的 X 线吸收量较少，特别是气体，很少吸收 X 线，因此在 X 线胶片上感光量最多。在 X 线胶片上脂肪组织多为灰黑色，气体为黑色。X 线胶片上灰黑色或黑色的影像即为低密度影。

人体部分组织的密度本身存在一定的差别，可以在 X 线影像中分辨出来，这种差别称之为自然对比，另外还有一部分组织器官没有差别或差别很小，在 X 线影像中不能分辨或分辨不清，在这种情况下，可以在器官组织及病灶中人为地引入一些密度高于或低于该组织的物质来衬托出该组织器官的轮廓，或直接提高该组织的密度，从而使该组织从周围组织中分辨出来。这种方法称之为人工对比，就是对比造影检查，用作造影的物质称为对比剂或造影剂。

二、CT 检查

CT 检查已广泛应用于临床，因密度分辨率很高而具有特殊的诊断价值，但设备昂贵、检查费高、对人体辐射量较大、对某些疾病定性不清，因此一般不作为常规检查。

（一）CT 成像基本原理

CT 是用 X 线束对人体某部位进行多方向扫描，由探测器接收透过该层面的 X 线并转变为可见光后，由光电转换器转换为相应的电信号，再经模拟（数字）转换器转为数字，输入计算机进行处理。处理后的数字矩阵经数字／模拟转换器转变为由黑到白不等灰度的小方块，即像素，最后按矩阵顺序排列，形成 CT 图像。因为 CT 图像也是由 X 线产生的，故 CT 图像与 X 线片一样，决定图像由白到黑的不同灰度改变都是与人体内 X 线的吸收系数也就是人体组织的密度密切相关。密度高的组织为白影，密度低的组织为黑影。CT 的密度分辨力高，人体软组织之间的密度差别虽小，也能形成对比，在良好的解剖图像上显示出病变的图像。

（二）CT 的临床应用

CT 检查尽管设备昂贵，检查费用偏高，但因其无创的优势和相当高的诊断价值，已广泛应用于临床。CT 检查现已涉及人体的所有部位。但是在某些部位的检查还有其局限性，不能盲目地依赖 CT，不能将其视为常规诊断手段，应合理地选择应用。

1. 中枢神经系统疾病

对脑外伤、脑血管疾病、颅内肿瘤、椎管内肿瘤与椎间盘脱出等，可以快速准确地获得诊断。通过 CT 血管造影（CTA）可以进行颅内动脉瘤、血管发育异常和脑血管闭塞的诊断，较颅脑 X 线造影具有快捷、无创的优点。

2. 颈面部疾病

因为颈面部复杂的解剖结构，且包含骨骼、肌肉、软组织及气体等多种不同密度差异很大的组织，CT 检查凸显其优越性。对眶内占位病变、鼻窦病变、中耳胆脂瘤、听骨破坏与脱位、内耳骨迷路的轻微破坏、耳先天发育异常以及鼻咽癌的早期发现等均有其特殊的诊断价值。

3. 胸部疾病

胸部 CT 多用于鉴别诊断，如肿块的性质、病灶的数目、气管及支气管无梗阻、纵隔内外病变以及 X 线胸片诊断困难的疾病。CT 检查是 X 线片发现异常后进一步检查的常规手段。

4. 心脏、大血管疾病

主动脉夹层、大血管畸形等均可以通过 CTA 获得清晰的三维立体图像。

5. 腹部及盆腔疾病

主要用于肝、胆、胰、脾、腹膜腔及腹膜后间隙以及泌尿和生殖系统的疾病诊断，尤其是占位性、炎症性和外伤性疾病等。胃、结肠等疾病的诊断也取得了很大进展。

6. 骨关节疾病

多数情况可通过简便、经济的常规 X 线检查确诊，因此使用 CT 检查相对较少。对于复杂的骨关节损伤如颈面部多发骨折、骨盆多发骨折等，通过 CT 重建有利于临床制订治疗方案。

7.CT 引导下穿刺活检

通过 CT 超高的密度分辨率，引导穿刺针进入病灶从而获取病变组织，进行组织学、细胞学、细菌学等一系列检查来明确诊断。具有准确率高、穿刺范围广泛、损伤小、恢复快等特点。

8. 螺旋 CT

在旋转式扫描基础上，通过滑环技术与扫描床连续平直移动而实现。在扫描期间，床沿人体纵轴连续匀速平直移动。连续动床和连续管球旋转同时进行，使 X 线扫描在人体上描出螺旋状轨迹，故得名螺旋扫描。螺旋 CT 是重度创伤患者的首选检查方法，可以挽救更多危重患者的生命。

三、磁共振检查

磁共振可用多种方法成多种影像，能检查形态学、功能学改变，所以临床应用范围广泛，对疾病诊断客观、详细，对人体也无辐射危害，是一种比 CT 更先进的检查方法。但对金属及电子设备要求严格，检查时需要掌握适应证。磁共振在神经系统、心脏大血管、腹部、关节软组织等疾病的诊断上，某些方面更优于 CT；磁共振检查可准确、早期发现脑血管畸形及脑卒中；对关节软组织及软骨病变诊断有它的特别之处。

（一）MRI 检查的方法

1. 常规 MRI 检查

主要以横断面检查为主，配以矢状位和冠状位检查。T_1 加权像有利于观察解剖结构，T_2 加权像则显示病变组织较好。

2. MR 血管造影（MRA）

无须或仅向血管内注射少量对比剂即可使血管成像的 MRI 技术，用于血管性疾病的诊断。

3. MRI 增强扫描

在静脉内注入造影剂进行扫描，有助于发现病变，同时在病变的定性定位及鉴别诊断等方面有重要价值。

4. 其他成像技术

在 MRI 检查中，还有水成像、灌注成像等。

（二）MRI 检查的临床应用

由于 MRI 磁场对电子器件及铁磁性物质的作用，以下患者不宜行此项检查：植入心脏起搏器的患者；颅脑手术后动脉夹存留的患者；铁磁性植入物者；心脏手术后，换有人工金属瓣膜者；金属假肢、关节患者；体内有胰岛素泵、神经刺激器者以及妊娠 3 个月以内的早孕患者等。

1. 神经系统

应用最为广泛。MRI 的多方位、多参数、多轴倾斜切层对中枢神经系统病变的定位定性诊断价值极高。对脑干、幕下区、枕大孔区、脊髓与椎间盘的显示明显优于 CT。对脑脱髓鞘疾病、多发性硬化、脑梗死、脑与脊髓肿瘤、血肿的诊断有较高价值。

2. 纵隔

在 MRI 上，脂肪与血管形成良好对比，易于观察纵隔肿瘤及其与血管间的解剖关系。对纵隔及肺门淋巴结肿大和占位性病变的诊断有较高的价值，但对肺内钙化及小病灶的检出不敏感。

3. 心脏大血管

可显示心脏大血管内腔，在 MRI 上可以进行心脏大血管的形态学与动力学的研究。

4. 腹部与盆部器官

MRI 对肝、肾、膀胱、前列腺、颈部和乳腺等检查也有相当价值，是盆腔肿瘤、炎症、子宫内膜异位症、转移癌等病变的最佳影像学检查手段。

5. 骨

对四肢骨骨髓炎、四肢软组织内肿瘤及血管畸形有较好的显示效果，可清晰地显示软骨、关节囊、关节液及关节韧带。对关节软骨损伤、韧带损伤、关节积液等病变，具有其他影像学检查所无法比拟的诊断价值。

6. 血流量、生物化学及代谢功能

MRI 有望对血流量、生物化学及代谢功能方面进行研究，给恶性肿瘤的早期诊断带来希望。

四、心电图检查

心脏在机械收缩之前，先产生电激动。心脏电激动产生的微小的动作电流，可通过人体组织传到体表，利用心电图机在体表将心脏每一心动周期所产生的电活动变化记录下来的曲线图形，称为心电图（ECG）。心电图是一种使用广泛、简便、无创性的检查方法，是判定心脏位置、心肌肥大、心律不齐、缺血性心脏疾病最基本的检查项目。

（一）心电图导联

在记录心电图时，引导电极安放的位置和连接方式称为导联。

1. 标准导联

Ⅰ导联、Ⅱ导联和Ⅲ导联。

2. 加压单极肢体导联

加压单极右上肢导联（aVR）、左上肢导联（aVL）和单极加压左下肢导联（aVF）。

3. 单极胸导联（V）

常用的有 V_1、V_2、V_3、V_4 和 V_5。

（二）心电图各波形、波段、间期的命名及测量

正常心电图每一心动周期中，随时间的变化出现一系列的波段，分别称为 P 波、QRS 波群、T 波、U 波和 PR 段、PR 间期、ST 段和 QT 间期，这样每个心动周期都产生一组心电图波群。

心电图记录纸是由纵线和横线分成的边长为 1mm 的正方形小方格组成，横坐标代表时间，纵坐标代表电压，当走纸速度为 25mm/s、标准电压为 1mV = 10mm 时，每一横向小格代表 0.04s，每一纵向小格代表 0.1mV。

（三）正常心电图波形特点和正常值

1. P 波

呈钝圆形，可有轻微切迹。P 波宽度不超过 0.11s，振幅不超过 0.25mV。P 波方向在Ⅰ、Ⅱ、aVF、$V_4 \sim V_6$ 导联直立，aVR 导联倒置。在Ⅲ、aVL、$V_1 \sim V_3$ 导联可直立、倒置或双向。P 波的振幅和宽度超过上述范围即为异常，常表示心房肥大。P 波在 aVR 导联直立，Ⅱ、Ⅲ、aVF 导联倒置者称为逆行型 P 波，表示激动自房室交界区向心房逆行传导，常见于房室交界性心律，这是一种异位心律。

2. P-R 间期

由 P 波起点到 QRS 波群起点间的时间。一般成人 P-R 间期为 $0.12 \sim 0.20s$。P-R 间期随心率与年龄而变化，年龄越大心率越慢，其 P-R 间期越长。P-R 间

期延长常表示激动通过房室交界区的时间延长，说明有房室传导障碍，常见于房室传导阻滞。

3. QRS 波群

代表两心室除极和最早期复极过程的电位和时间变化。

（1）QRS 波群时间

正常成人为 $0.06 \sim 0.11s$，儿童为 $0.04 \sim 0.08s$。V_1、V_2 导联的室壁激动时间小于 $0.03s$，V_5、V_6 的室壁激动时间小于 $0.05s$。QRS 波群时间或室壁激动时间延长常见于心室肥大或心室内传导阻滞等。

（2）QRS 波群振幅

加压单极肢体导联 aVL 导联 R 波不超过 $1.2mV$，aVF 导联 R 波不超过 $2.0mV$。如超过此值，可能为左室肥大。aVR 导联 R 波不应超过 $0.5mV$，超过此值，可能为右室肥大。如果六个肢体导联每个 QRS 波群电压（$R + S$ 或 $Q + R$ 的算术和）均小于 $0.5mV$ 或每个心前区导联 QRS 电压的算术和均不超过 $0.8mV$，称为低电压，见于肺气肿、心包积液、全身水肿、黏液水肿和心肌损害，但亦见于极少数的正常人。个别导联 QRS 波群振幅很小，并无意义。

（3）心前区导联

V_1、V_2 导联呈 rS 型、$R/S < 1$，RV_1 一般不超过 $1.0mV$。V_5、V_6 导联主波向上，呈 qR、qRS、Rs 或 R 型，R 波不超过 $2.5mV$，$R/S > 1$。在 V_3 导联，R 波同 S 波的振幅大致相等。正常人，自 V_1 至 V_5，R 波逐渐增高，S 波逐渐减小。

4. Q 波

除 aVR 导联可呈 QS 或 Qr 型外，其他导联 Q 波的振幅不得超过同导联 R 波的 $1/4$，时间不超过 $0.04s$，而且无切迹。正常 V_1、V_2 导联不应有 Q 波，但可呈 QS 波型。超过正常范围的 Q 波称为异常 Q 波，常见于心肌梗死。

5. J 点

大多在等电位线上，通常随 S-T 段的偏移而发生移位。有时可因除极尚未完全结束，部分心肌已开始复极，致使 J 点上移；还可由于心动过速等原因，使心室除极与心房复极并存，导致心房复极波（Ta 波）重叠于 QRS 波群的后段，从而发生 J 点下移。

6. S-T 段

自 QRS 波群的终点（J 点）至 T 波起点的一段水平线称为 S-T 段。正常任一导联 S–T 向下偏移都不应超过 0.05mV。超过正常范围的 S–T 段下移常见于心肌缺血或劳损。正常 S–T 段向上偏移，在肢体导联及心前区导联 $V_4 \sim V_6$ 亦不应超过 0.1mV，心前区导联 $V_1 \sim V_3$ 不超过 0.3mV，S–T 上移超过正常范围多见于急性心肌梗死、急性心包炎等。

7. T 波

T 波钝圆，占时较长，从基线开始缓慢上升，然后较快下降，形成前肢较长、后肢较短的波形。T 波方向常和 QRS 波群的主波方向一致。在 I 、II 、$V_4 \sim V_6$ 是导联直立，aVR 导联倒置。其他导联可直立、双向或倒置。如果 V_1 直立，V_3 不能倒置。在以 R 波为主的导联中，T 波的振幅不应低于同导联 R 波的 1/10，心前区导联的 T 波可高达 $1.2 \sim 1.5$mV。在 QRS 波群主波向上的导联中，T 波低平或倒置，常见于心肌缺血、低血钾等。

8. Q–T 间期

Q–T 间期同心率有密切关系。心率越快，Q–T 间期越短；反之，则越长。一般心率在 70 次 / 分左右时，0–T 间期约为 0.40s。一般可查表。凡 Q–T 间期超过正常最高值 0.03s 者称显著延长，不到 0.03s 者称轻度延长。

Q–T 间期延长见于心动过缓、心肌损害、心脏肥大、心力衰竭、低血钙、低血钾、冠心病、Q–T 间期延长综合征、药物作用等。Q–T 间期缩短见于高血钙、洋地黄作用、应用肾上腺素等。

9. U 波

振幅很小，在心前区导联特别是 V_3 较清楚，可高达 $0.2 \sim 0.3$mV。U 波明显增高常见于血钾过低、服用奎尼丁等。U 波倒置见于冠心病或运动测验时；U 波增大时常伴有心室肌应激性增高，易诱发室性心律失常。

五、超声检查

超声检查（USG）是指运用超声波的物理特性和人体器官组织声学性质上的差异，以波形、曲线或图像的形式显示和记录，从而对人体组织的物理特征、形态结构、功能状态做出判断而进行疾病诊断的一种非创伤性检查方法。超声检查操作简便、可多次重复、能及时获得结论、无特殊禁忌证和放射性损伤，几乎可以用于全身所有脏器的检查，还可作为介入引导，对一些疾病进行治疗，是现代医学影像学的重要组成部分。超声检查的常用方法及临床应用有以下几种：

（一）B 型诊断法即辉度调制型

B 型诊断法是以不同亮度的光点表示界面反射信号的强弱，反射强则亮，反射弱则暗，称之为灰阶成像。根据探头及扫描方式不同，又可分为线形扫描、扇形扫描、凸弧扫描等，是目前临床应用最为广泛的超声诊断法，也是最重要、最基本的一种超声诊断法。

（二）M 型诊断法即活动显示型

M 型诊断法将单声束取样获得活动界面回声，再以慢扫描方式将某活动界面展开获得"距离 – 时间"曲线。此法主要用于探测心脏，称之为 M 型超声心动图。本法常与扇形扫描心脏实时成像结合使用。

（三）D 型诊断法即频移回声型

D 型诊断法是利用多普勒效应的基本原理探测血管、心脏内血液流动反射回来的各种多普勒频移信息，经处理后以频谱或色彩的形式显示，从而进行疾病诊断的一种检查方法。应用 D 型诊断法，可检测血流的方向、速度、性质、分布范围、有无反流及异常分流等，具有重要的临床应用价值。

六、内镜检查

内镜是一种光学仪器，由体外经过人体自然腔道送入体内，对体内疾病进行检查，可以直接观察到脏器内腔病变，确定其部位、范围，并可进行照相、活检或刷片，大大地提高了疾病诊断的准确率，并可进行某些治疗。光导纤维内镜系利用光导纤维传送冷光源，管径小，且可弯曲，检查时患者痛苦小。内镜应用广泛，在此仅介绍胃镜结肠镜、纤维支气管镜的临床应用。

（一）胃镜的临床应用

胃镜的临床应用比较广泛，一切食管、胃、十二指肠疾病诊断不明者，需要随访观察的病变或药物治疗前后对比观察和手术后随访的疾病，如溃疡病、萎缩性胃炎、术后胃、反流性食管炎、巴雷特食管等以及需做内镜治疗的患者，如摘取异物、上消化道出血的止血及食管静脉曲张的硬化剂注射与结扎、食管狭窄的扩张治疗、上消化道息肉摘除等均可进行此项检查。

（二）结肠镜的临床应用

（1）不明原因的便血、大便习惯改变、腹痛、腹部肿块、消瘦、贫血等征象，怀疑有结肠、直肠、末端回肠病变者。

（2）乙状结肠镜检查有狭窄、溃疡、息肉、恶性肿瘤、憩室等病变，需进一步确诊者。

（3）转移性腺癌、癌胚抗原、糖链抗原19-9升高，需寻找原发病灶者。

（4）炎症性肠病、结肠癌的诊断与随访。

（5）止血，息肉摘除，整复肠套叠、肠扭转，扩张肠狭窄及植入支架解除肠梗阻等治疗。

（三）纤维支气管镜的临床应用

纤维支气管镜（简称纤支镜）是呼吸系统疾病诊疗的重要方法之一。纤支镜因管径细，可弯曲易插入段支气管和亚段支气管，同时可在直视下做活检或刷检，亦可做支气管灌洗和支气管肺泡灌洗，行细胞学或液体成分检查，并可摄影或录像作为科研或教学资料，已成为支气管、肺和胸腔疾病诊断、治疗和抢救上的一项重要手段。

纤支镜检查常用于：

（1）不明原因的咯血、肺不张或胸腔积液、喉返神经麻痹和膈神经麻痹、干咳或局限性喘鸣，需明确诊断者。

（2）X线胸片示块影、肺不张、阻塞性肺炎，疑为肺癌者。

（3）X线胸片阴性，但痰细胞学阳性的"隐性肺癌"者。

（4）性质不明的弥散性病变、孤立性结节或肿块，需钳取或针吸肺组织做病理切片或细胞学检查者。

（5）吸收缓慢或反复发作性肺炎。

（6）需用双套管吸取或刷取深部细支气管的分泌物做病原学培养。也用于治疗，如取支气管异物、肺化脓症吸痰及局部用药、手术后痰液潴留吸痰、肺癌局部瘤体的放疗和化疗等。

第五章　调剂与合理用药

第一节　调剂基本知识

调剂系指调剂人员根据医师处方，及时、准确地为患者配制药剂的操作技术，其通常包括审查处方、计价、调配处方、复核、发药等5个程序。调剂质量的好坏，与用药的安全和治疗效果密切相关。因此，调剂人员应掌握有关处方及其调配知识、药物配伍变化及合理应用等基本知识，并了解药物临床应用的动态。

一、处方

（一）处方的定义与意义

处方又称为药方，是医疗和药剂配制的重要书面文件。狭义地讲，处方是指医师在诊疗活动中为患者开具的，由药学专业技术人员审核、调配、核对，并作为发药凭证的医疗用药的医疗文书。广义地讲，处方是指制备任何一种药剂的书面文件。

处方作为一种医疗文书，在技术、经济及法律上均具有重要意义。其技术意义在于它写明了药物名称、数量、剂型及用法用量等，是药师配发药品和指导患者用药的重要依据。其经济意义在于按照处方检查和统计药品的消耗量及经济价值，尤其是贵重药品、毒药和麻醉药品，供作报销、采购、预算、生产投料和成本核算的依据。法律意义在于调查和处理医患纠纷时，处方是重要依据。由处方而造成的医疗事故，医师或药剂人员均负有法律责任。

（二）处方的种类

1. 法定处方

主要指药典、部颁标准收载的制剂处方，它具有法律的约束力。

2. 协定处方

指医院医师与药房根据临床需要，互相协商所制定的处方。它可预先大量配制和储备，有利于加快处方调配的速度，减少患者等候取药的时间，又便于控制药剂的质量。但是协定处方药剂的制备必须经上级部门批准，并只限于本单位使用。

3. 医师处方

指医师对个别患者用药的书面文件，可分为麻醉药品处方、精神药品处方、普通处方、急诊处方、儿科处方等，并用不同颜色加以区分，如麻醉药处方为红色。医师处方在发药后，需留存定的时间备查。

4. 生产处方

大量生产制剂时所列制剂的质量规格、成分名称、数量及制备和质量控制方法等规程性文件。

二、医生处方的内容和要求

（一）处方的内容

处方一般由两部分组成，具体包括以下内容。

1. 处方前记

包括医院全称、门诊号或住院号、患者的姓名、性别、年龄、处方日期等，可添列特殊要求的项目。麻醉药品和第一类精神药品处方还应当包括患者身份证明编号、代办人姓名、身份证明编号。性别、年龄为药剂人员核对药品剂量的重要依据，对儿童和老人尤为重要。

2. 处方正文

处方正文是处方的主要部分，以 Rp 或 R 起头（来源于拉丁文 Recipe，意为"取下列药品"），包括药品的名称、剂型、规格、数量和用法等。毒性药品名应写全名，普通药品名可以缩写，但是缩写不能引起误解。毒性药品和麻醉药品等更应该严格遵照执行。中药饮片处方应分列饮片名称、数量、煎煮方法和用量。

3. 处方后记

处方后记包括医生、药剂人员、计价员及复核人员签名以示负责，签名必须签全名。处方写成后必须由医师签字或盖章，才能生效。

（二）处方的要求

1. 处方颜色

普通处方的印刷用纸为白色；急诊处方印刷用纸为淡黄色，右上角标注"急诊"；儿科处方印刷用纸为淡绿色，右上角标注"儿科"；麻醉药品和第一类精神药品处方印刷用纸为淡红色，右上角标注"麻""精一"；第二类精神药品处方印刷用纸为白色，右上角标注"精二"。

2. 书写规则

处方书写应遵守下列要求。

（1）处方记载的患者一般项目应清晰、完整，并与病历记载相一致；每张处方只限于 1 名患者的用药；患者年龄应当填写实足年龄，新生儿、婴幼儿写日龄或月龄，必要时要注明体重。除特殊情况外，应当注明临床诊断。

（2）处方字迹应当清楚，不得涂改。如有修改，必须在修改处签名及注明修改日期。

（3）药品名称应当使用规范的中文名称书写，没有中文名称的可以使用规范的英文名称书写；医疗机构或者医师、药师不得自行编制药品缩写名称或者使用代号；书写药品名称、剂量、规格、用法、用量要准确规范，药品用法可用规范的中文、英文、拉丁文或者缩写体书写，但不得使用"遵医嘱""自用"等含糊不清字句。处方中常用的拉丁文术语缩写，见表 5-1。

（4）西药和中成药可以分别开具处方，也可以开具一张处方，中药饮片应当单独开具处方。开具西药、中成药处方，每一种药品应当另起一行，每张处方不得超过 5 种药品。中药饮片处方的书写，一般应当按照"君、臣、佐、使"的顺序排列；调剂、煎煮的特殊要求注明在药品右上方，并加括号，如布包、先煎、后下等；对饮片的产地、炮制有特殊要求的，应当在药品名称之前写明。

表 5-1 处方中常用拉丁文术语缩写

缩写	中文	缩写	中文	缩写	中文
Rp.	取或授予	gtt.	滴	p.c	饭后服用
Sig.（S.）	用法	No.o.	数目	h.s.	睡前服用
Tab.	片剂	d.t.d	给予同量	p.r.n 或 s.o.s	必要时服
Inj.	注射剂	a.d.	加至	st 或 stat	立即使用
Sol.	溶液	c.	与，同	ut dict.	遵照医嘱
Emp.	贴膏剂	m.	混合	L.H.	皮下注射
Cap.	胶囊	ft.	制成	v 或 i.v.	静脉注射
Ung.	软膏	m.f.	混合制成	m. 或 i.m	肌内注射
Syr.	糖浆	q.d	每日 1 次	pa	口服
Ap.	水剂	b.i.d	1 日 2 次	i.v.gtt	静脉滴注
Mist	合剂	q.2h	每 2 小时 1 次	O.D.	右眼
Tr.	酊剂	t.i.d	1 日 3 次	O.L	左眼
Lot	洗剂、擦剂	q.8h	每 8 小时 1 次	O.S.	左眼
aa	各	q.i.d 或 4.1.d	1 日 4 次	O.U.	双眼
q.s	适量	q.o.d	隔日 1 次		
SSI	半	a.c	饭前服用		

（5）药品剂量与数量用阿拉伯数字书写。剂量应当使用法定剂量单位：重量以克（g）、毫克（mg）、微克（μg）、纳克（ng）为单位；容量以升（L）、毫升（mL）为单位；中药饮片以克（g）为单位。片剂、丸剂、胶囊剂、颗粒剂分别以片、丸、粒、袋为单位；溶液剂以支、瓶为单位；软膏及乳膏剂以支、盒为单位；注射剂以支、瓶为单位，应当注明含量；中药饮片以剂为单位。药品剂量书写的方法包括：

①单剂量法，即写出一次用量，一日次数及总日数。

②总剂量法，即写出总剂量，并写出一次用量及一日次数，例如去痛片 0.5g×9 粒，服用方法：0.5g，3 次 / 日，口服。

（6）药品用法用量应当按照药品说明书规定的常规用法用量使用，特殊情况需要超剂量使用时，应当注明原因并再次签名。处方总剂量一般不得超过 7 日用量；急诊处方一般不得超过 3 日用量；对于某些慢性病、老年病或特殊情况，处方用量可适当延长，但医师应当注明理由。

（7）开具处方后的空白处画一斜线以示处方完毕。处方医师的签名式样和专用签章应当与院内药学部门留样备查的式样相一致，不得任意改动，否则应当重新登记留样备案。

（8）处方开具当日有效。特殊情况下需延长有效期的，由开具处方的医师注明有效期限，但有效期最长不得超过 3 天。

三、处方的调配

从事处方调剂工作，必须是取得药学专业技术职务任职资格的人员。具有药师以上专业技术职务任职资格的人员负责处方审核、评估、核对、发药及安全用药指导；药士从事处方调配工作。药师应当凭医师处方调剂处方药品，非经医师处方不得调剂。处方调配应遵循以下程序和要求，以确保调配药剂的安全有效。

处方的调配程序为：审查处方→计价→调配→复核→发药。在实际工作中，审方通常不单独设岗位，计价、调配和复核人员均负有审方的责任。

（一）审查处方

审方是调剂工作的关键环节。药师应当认真逐项检查处方前记、正文和后记书写是否清晰、完整，并确认处方的合法性。审方的内容具体如下：患者姓名、年龄、性别、婚否、住址或单位、处方日期、医师签名；规定必须做皮试的药品，处方医师是否注明过敏试验及结果的判定；药名、剂量、规格、用法用量是否正确，剂量对儿童及年老体弱者尤需注意；选用剂型与给药途径的合理性；是否有潜在临床意义的药物相互作用和配伍禁忌，如发现处方中药味或剂量字迹不清时，不可主观猜测，以免错配。

药师发现严重不合理用药或者用药错误，应当拒绝调剂，及时告知处方医师，请其确认或者重新开具处方。对于不规范处方或者不能判定其合法性的处方，亦不得调剂。

（二）计价

药物计价是按处方中的药物逐一计算得出每剂的总金额，填写在处方药价处，一般由收方者完成。药价的计算要按统一的规定和收费标准执行，不得任意改价或估价，做到准确无误。计价方法可以分为汤剂计价和临方制剂计价。

（三）调配

调剂是药房工作的重要环节，调剂工作的质量直接影响到患者的身心健康。药师在调配处方时要查看处方，精神高度集中，认真仔细，切记不要凭记忆操作，要避免拿错药物。调剂处方时必须做到"四查十对"：查处方，对科别、姓名、年龄；查药品，对药名、剂型、规格、数量；查配伍禁忌，对药品性状、用法用量；查用药合理性，对临床诊断。药师在完成处方调配后，应当在处方上签名或者加盖专用签章。

（四）复核

为保证患者用药安全有效，防止差错事故发生，调配处方应有核对制度，复核应由有经验的药师进行，检查应从处方开始审核，重点是易出错的环节，一般规定配方后，须由另一人按处方核对，有疑问时须询问清楚。核对体现了对患者负责的精神，能够给患者以安全感。核对还能够堵塞漏洞，防止送人情，有利于经济管理。

（五）发药

发药是调剂工作的最后一个环节，发药人员将药品包装，核对无误后，发给患者，发药时应对药品的数量、外观和标签上所写患者的姓名、用法是否与处方相符，再核对一次，并要详细向患者交代有关问题和解答患者提出的问题，如方中需特殊处理的药物，其用法用量等必须向患者说明。发药时的详细说明对传授合理用药知识是十分必要的。

第二节　药物制剂配伍变化

一、药物制剂配伍的定义与目的

在制剂生产或临床用药过程中，有选择地将 2 种或 2 种以上的药物合在一起应用，称为配伍。药物配伍应用后在理化性质或生理效应方面产生的变化，称为药物配伍变化。某些药物合用会产生剧烈的毒副作用或降低药效。这些配伍变化称为配伍禁忌。

合理地应用药物配伍可以达到以下的目的。

（1）使药物之间产生协同作用，增强疗效，如青霉素类与氨基糖苷类药物合并使用，二两者协同使疗效显著增强。

（2）在提高疗效的同时，减少毒副作用、减少或延缓耐药性的发生，如阿莫西林与克拉维酸配伍联用，能避免阿莫西林被 β - 内酰胺酶的水解。

（3）利用相反的药性或药物间的拮抗作用来克服药物的偏性或毒副作用，如熟地黄与砂仁的联合应用，砂仁可以减轻熟地黄滋腻碍胃、影响消化的不良反应。

（4）预防或治疗并发症而配伍其他药物，如长期服用苯妥英钠，会导致叶酸的缺乏，应在服用苯妥英钠的同时配伍应用叶酸类维生素。

深入研究药物的配伍应用，对于增效减毒具有重要意义。但要是不能正确地应用药物的配伍，不但达不到上述预期的目的，反而可能会使药物降低疗效，更甚者增加药物的毒副作用，使患者中毒。药物配伍使用后，也许会发生一种配伍变化，但是也可能会发生多种配伍变化。有的虽然在体外没有发现有配伍变化，但是在其进入体内后，可能会发生意想不到的变化。

二、药物配伍变化的类型

药物的配伍变化类型是比较复杂的，从不同的角度可以有以下几种分类。

（一）按配伍变化的性质分类

可以分为疗效学配伍变化和物理化学配伍变化。

（二）按药物的特点及临床用药情况分类

可分为中药学配伍变化、药理学配伍变化、药剂学配伍变化。

（三）按配伍变化发生的部位分类

可分为体外配伍变化和体内药物相互作用。体内药物相互作用又可分为药物动力学相互作用和药效学相互作用。而体外配伍变化又可分为物理配伍变化和化学配伍变化。

三、药剂学的配伍变化

药剂学的配伍变化属于体外配伍变化，也就是药物在进入机体之前发生的变化，这种变化是由药物的物理和化学的性质改变所引起的，在药剂生产、储藏及用药配伍过程中可能会发生的配伍变化。根据其变化性质的不同，药剂学的配伍变化又可分为物理配伍变化和化学配伍变化。药剂学的配伍变化，有的在较短的时间内就会发生，而有的则需较长的时间。

（一）物理的配伍变化

物理配伍变化是指药物在配伍制备、储存过程中，发生分散状态或物理性质的改变，从而造成药物制剂不符合质量标准或医疗要求。物理配伍变化主要表现在溶解度、吸湿、潮解、液化与结块及粒径等方面。

1.溶解度的改变

（1）温度改变

大多数药物的溶解是吸热过程，其溶解度是随着温度的升高而升高；但也有一些药物的溶解是放热过程，其溶解度是随温度的降低而升高的。

（2）盐析作用

无机离子对溶解度的影响主要是盐析作用，使某些药物成分从溶剂中析出。

（3）增溶作用

糊化淀粉对酚性药物会产生增溶作用。例如党参、茯苓、白术与甘草配伍使，甘草可以使这些药物的浸出物增加，也与甘草的增溶作用有关。

（4）改变溶剂

许多药物制剂配伍时因为溶剂性质的改变而导致药物溶解度降低，从而出现沉淀现象。如含黏液质、蛋白质多的水溶液若加入过多的乙醇会产生沉淀；含盐类的水溶液加入乙醇时也同样可能产生沉淀；在某些饱和溶液中加入其他物质时可能发生分层或沉淀，如芳香水剂中加入一定量的盐可使挥发油分离出来。

2.吸湿、潮解、液化与结块

（1）吸湿与潮解

某些物质在空气中能吸收水分的性质，称为吸湿性。吸湿性很强的药物，如干浸膏、某些酶和无机盐等，这些药物配伍或与其他药物配伍时，药物易发生吸湿潮解。在使用吸湿性强的辅料时，也会使遇水不稳定的药物分解或降低效价。

（2）液化

能形成低共培混合物的药物配伍时，可发生液化而影响制剂的配制。如牙科常用的消炎止痛滴牙剂就是利用苯酚与樟脑混合共研所产生的共熔液化现象而制成的液体滴牙剂。

（3）结块

粉体制剂如散剂、颗粒剂由于药物配伍后所产生的吸湿性增强而引起结块，而这种结块现象容易使药物分解失效。

3.粒径或分散状态的改变

制剂因其组分或制剂本身的粒径或分散状态的改变，可直接影响制剂的内在质量，例如，乳剂、混悬剂中分散相的粒径可能会因为与其他药物配伍而变粗，从而使分散相聚结、凝聚或分层，导致使用不便或分剂量不准，甚至影响药物在体内的吸收，胶体溶液可因为加入电解质或其他脱水剂使胶体分散状态破坏从而导致产生沉淀。某些保护胶体中，会因为加入浓度较高的亲水物质如糖、乙醇或强电解质而使保护胶失去作用。

（二）化学的配伍变化

化学的配伍变化是指药物配伍时，药物成分之间发生了氧化、还原、分解、水解、取代、复分解、缩合和聚合等化学反应，使药物成分的改变，如出现变色、浑浊、沉淀、含量或效价降低或产生气体和发生爆炸等现象，从而影响药物制剂的外观、质量和疗效，甚至会产生不良反应。

1. 变色

药物制剂由于配伍而引起氧化、还原、聚合和分解等反应时，可能会产生有色化合物或发生颜色上的变化。如分子结构中含有酚羟基的药物与铁盐相遇，产生的混合物的颜色会变深；酚磺乙胺与奥美拉唑、泮托拉唑、5%碳酸氢钠、美罗培南、头孢他啶、头孢哌酮舒巴坦、左氧氟沙星等7种药物会产生不同的颜色；容易氧化变色的药物在遇到较高的 pH 的药物溶液时，也许会发生变色反应，与某些固体制剂配伍时也可能会发生变色现象，比如说碳酸氢钠粉末能使大黄粉末变为粉红色。而这些变色现象在光照、高温、高湿环境中变色更快，一般来说，由于配伍引起的变色，只发生外观变化而不影响疗效的，可以通过加入一些微量的抗氧化剂或调整 pH 延缓氧化等，是可以避免的；但是若是在变色过程中，产生了有毒的物质，这是属于配伍禁忌。

2. 产气

药物配伍时，遇到产气现象，一般系由化学反应引起，如碳酸氢盐、碳酸盐与酸类药物配伍发生中和反应产生一氧化碳，而某些制剂就是利用这一性质，来实现用药目的，如将含漱用的复方硼酸钠溶液配制成泡腾片、泡腾颗粒剂，就是利用其产生的二氧化碳，以实现药物的迅速崩解和分散，从而提高药物疗效；铵盐及乌洛托品与碱类药物混合时也可能产生气体；溴化铵与利尿素配伍可放出氨气。药物分散程度越细则越容易引起反应。在空气干燥的情况下反应可能变得更慢些。

3. 产生浑浊或沉淀

液体制剂配伍应用时，如果配伍不当可能会发生浑浊或沉淀。其原因主要如下。

（1）因 pH 改变而产生沉淀

用难溶性碱或难溶性酸制成的可溶性盐，其水溶液常常会因为 pH 的改变而析出沉淀。

（2）发生水解反应而产生沉淀

硫酸锌在中性或弱碱性溶液中易水解生成氢氧化锌沉淀。所以硫酸锌在制成滴眼剂时，往往需要加入少量硼酸，从而使溶液呈弱酸性，用来防止硫酸锌的水解。

（3）生物碱与酸性成分配伍而产生沉淀

大多数生物碱盐常常能与苷类、有机酸或鞣质等发生沉淀反应。如甘草与含有生物碱的黄连能产生难溶性沉淀；金银花与延胡索乙素等多种生物碱配伍使用，生成难溶性的生物碱有机酸盐。

（4）因复分解而产生沉淀

无机药物之间常发生复分解反应而产生沉淀，如硫酸镁溶液在遇到可溶性钙盐、碳酸氢盐或某些较强碱性的溶液时，都会产生沉淀。

4. 产生有毒物质

含朱砂（主含硫化汞）的中药制剂如朱砂安神丸、冠心苏合丸等，不宜与还原性药物如碘化钾、碘化钠、溴化钠、硫酸亚铁等配伍，否则会产生溴化汞或碘化汞沉淀，因为这些物质是很强刺激性的亚汞化合物，从而导致胃肠道出血或发生严重的药源性肠炎，经常会出现腹痛、腹泻和赤痢样大便的症状。

5. 发生爆炸

发生爆炸反应，大多数是由强氧化剂与强还原剂配伍而引起。如火硝与雄黄、高锰酸钾与甘油等药物混合研磨时，均可能发生爆炸。碘与白降汞混合研磨时能产生碘化汞，如果有乙醇存在时可能会引起爆炸。

需要注意的是，某些辅料与一些药物配伍时也可发生化学配伍变化。因此，药剂在制备、配伍使用时还需要考虑到辅料与药物之间的配伍变化。

四、注射液的配伍变化

在药物制剂的各种剂型中，注射剂的配伍变化影响最大。因为治疗和抢救工作的需要，通常需要将几种注射剂联合使用。注射剂的配伍变化同样可以分为药理学配伍变化和药剂学配伍变化。药剂学的配伍变化可以分为可见的和不可见的两种变化现象。可见的配伍变化是指一种注射剂与另一种注射剂混合或加入输液剂中后，会出现浑浊、沉淀、结晶、变色或产气等变化现象。如 15% 的硫喷妥钠水性注射液与非水溶剂制成的毛花苷（西地兰）注射液混合时可析出沉淀，枸橼酸小檗碱注射液与等渗氯化钠混合时则析出结晶等。不可见的配伍变化是指肉眼观察不到的配伍变化，如某些药物的水解、分解和效价的降低等，一般均为肉眼观察不到的变化，可能会影响疗效或出现毒副作用而带来潜在的危害性。

（一）一般注射剂和输液在配伍应用中的特点

输液是特殊的注射剂，其特点是以水为溶剂、直接滴入血管、使用容量很大，对 pH、离子强度和种类、浓度、澄清度等均要求很严。常用的输液有：5%葡萄糖注射液、复方氯化钠注射液、葡萄糖氯化钠注射液、右旋糖酐–70（右旋糖酐）注射液、各种代血浆、多种氨基酸输液、多种维生素输液、各种含量乳酸钠或碳酸钠输液制品等。一般来说，输液属单糖、盐、高分子化合物的溶液通常都比较稳定，临床上常与其他注射剂混合后做静脉注射或静脉滴注用，很少发生配伍变化。但某些输液由于其特殊理化性质，而不适于与某些注射液配伍。

1. 血液

血液成分极为复杂，与药物注射液混合后可引起溶血、血细胞凝聚等现象。由于不透明，在产生沉淀浑浊时也不易观察。

2. 山梨醇和甘露醇等输液

由于它们均为过饱和溶液，故不能与高浓度的注射液（如10%氯化钾注射液、11.2%乳酸钠注射液）混合使用，以免破坏过饱和系统造成结晶析出，而妨碍使用。

3. 乳浊型输液

由于乳浊液易受酸、碱、盐的影响而产生乳析、破裂等现象，故不宜与许多注射液混合使用。

4. 具有强碱性的输液

如乳酸钠注射液和碳酸氢钠注射液等，由于呈强碱性，故不宜与酸性或弱碱强酸盐型注射液配伍使用，以免析出有机碱沉淀或产生气体。

（二）注射剂产生配伍变化的因素

1. 溶剂组成的改变

掌握药物制剂的组成及其溶剂的性质，对于防止配伍变化的产生具有十分重要的意义。当某些含非水溶剂的注射剂加入输液中时，由于溶剂组成的改变会使药物析出。如地西泮（安定）注射液含40%丙二醇、10%乙醇，当与5%葡萄糖注射液或0.9%氯化钠注射液配伍时容易析出沉淀。由于注射液和输液剂多以水为溶剂，特别是输液剂用量大且直接输滴注进入血管，对pH、离子强度和种类、浓度、澄明度等各种要求都很严格。对于不同溶剂注射液的相互配伍，尤其应该注意。

2.pH的改变

注射液的pH是影响制剂稳定性的重要因素。因为pH的改变，有些药物会产生沉淀或加速分解。如生物碱、有机酸、酚类等，在一定pH的溶液中是比较稳定的，当pH有所改变时，其稳定性也是会发生变化的。含碱性有效成分的药物制剂不宜与酸性注射剂配伍，含酸性有效成分的药物制剂不宜与碱性注射剂配伍。例如，硫酸长春新碱注射液与碳酸氢钠、磺胺嘧啶钠等碱性注射液混合时，由于pH升高，生物碱游离而析出沉淀，影响药效；盐酸四环素注射液与乳酸钠注射配伍时，会使盐酸四环素注射液pH上升而析出四环素的沉淀。

输液本身的pH是直接影响混合后药物pH的主要因素之一。各种输液剂都有不同的pH范围，而一般所规定的pH范围比较大。凡混合后超出该输液特定的pH范围的药剂，都不能配伍使用。

3.缓冲容量

注射液中缓冲剂抵抗pH变化能力的大小称为缓冲容量。许多注射液中的pH是由所含成分或加入的缓冲剂的缓冲能力所决定，具有缓冲能力的溶液其pH可以稳定在一定范围，从而使制剂稳定。混合后的药液pH若超过其缓冲能力，仍然可能出现沉淀。如5%硫喷妥钠注射液与氯化钠注射液配伍不发生变化，但加入含乳酸盐的葡萄糖注射液则会析出沉淀。

4.原辅料的纯度和盐析作用

注射液之间发生的配伍变化也可能由于原辅料的纯度不符合要求引起。某些呈胶体分散体系，若加入含有大量电解质的溶液中，会被盐析，从而使胶体粒子凝聚而产生沉淀。

5.成分之间的沉淀反应

某些药物可直接与输液或另一注射液中的某种成分反应。

6. 混合浓度、顺序及其稳定性的影响

2 种或 2 种以上药物配伍后如果出现沉淀，与其浓度和放置时间有关，如红霉素乳糖酸盐与等渗氯化钠或复方氯化钠注射液各为 1% 浓度混合时，能保持澄明，但当后者浓度为 5% 时，则出现不同程度的浑浊。

混合后还应该注意放置时间的影响，很多药物在溶液中的反应速度很慢，所以可在短时间内使用。在使用注射液和输液配伍的注射剂时，通常需要先做预实验。如果在多个小时内没有出现沉淀或分解量没有超过规定的范围，并没有影响疗效，则在规定的时间内输完就可以了。

7. 离子作用

有些离子会加速药物的水解反应。

8. 氧气与二氧化碳的影响

注射剂在灌装到安瓿瓶之前，往往需要在安瓿内充惰性气体，用来排除氧气，从而防止药物被氧化。

应当着重指出，配伍禁忌往往是物理与化学的因素相互影响而造成的，其结果也必然影响到疗效，所以在分析配伍禁忌处方时决不可单独考虑一方面而疏忽另一方面，特别是药理和疗效方面。许多药物配伍制成某些剂型后，在储存及应用过程中发生物理的或化学的变化，而降低了它的稳定性。因此判断药物配伍变化是否会影响制剂质量及治疗效果，需要对具体问题具体分析。

五、药理学的配伍变化

药理学的配伍变化又称为疗效学的配伍变化，是指药物受到联合用药或者先后应用的其他药物、附加剂、内源物质等影响，从而使其药理作用性质、强度或其疗效、毒性等发生改变的疗效学方面的配伍变化，主要表现为协同作用、拮抗作用及药物的不良反应。而那些使药物的疗效降低或者消失，产生毒副作用，甚至危及生命的药理学的配伍变化则属于药理学配伍禁忌。

第三节　临床合理用药

临床上用于预防、诊断和治疗疾病的药物，由于其特殊的药理、生理作用而具有两重性，即有效性和不安全性。据世界卫生组织（WHO）报道，全世界50％以上的药品是以不恰当的方式处方、调配和出售，同时50％的患者未能正确使用。全世界死亡患者中，有 1/3 并非死于自然疾病，而是死于不合理用药；有 1/7 的患者住院不是由于疾病本身而是不合理用药造成的。因此，患者用药后的临床疗效与安全性如何，关键取决于临床用药是否合理。

一、临床合理用药的基本概念

合理用药是指根据疾病种类、患者状况及药理学理论，选择最佳的药物及其制剂，然后制定或者调整给药方案，能够安全、有效及经济地防治和治愈疾病的一种用药方法。

合理用药具有四个基本要素：即安全性、有效性、经济性、适当性。合理用药的安全性，即临床上在选择药物对患者进行治疗时，其前提是考虑药物的安全性。由于每种药物都会对患者造成一定的不良反应，所以临床医师希望在给患者带来最好的疗效的同时让患者承担最小的治疗风险。有效性是临床合理用药的主要目标。药物治疗的有效性受到药物的适应证、药物的相互作用、患者疾病的严重程度，以及患者的心理、情绪等多种因素的影响，故治疗时应"个体化给药"以保障用药有效性。经济性是临床合理用药的重要指标，旨在以最小的治疗费用获得最好的治疗效果，以减轻患者的经济压力。适当性是合理用药的一项基本特征，即选择正确的药物、合适的剂量、恰当的剂量、正确的给药途径、合理的联合用药等，以达到最佳的用药目的。

二、临床合理用药的评价指标

（一）合理用药的生物医学标准

临床上使用药品时必须做到安全、有效、经济。具体包括以下内容。

（1）使用药品应准确，临床用药指征应适宜，药品的安全性、临床疗效、实用性及使用性等均应适宜。

（2）药品的用法、用量与治疗的疗程均应相符合。

（3）用药对象适宜，无禁忌证、不良反应小。

（4）药品调配应合理、准确，并给患者提供准确的用药信息。

（5）药品的价格合适，患者能够接受，且用药后患者具有较好的依从性。

（二）临床合理用药的国际指标（INRUD）

世界卫生组织为了对临床合理用药进行评价和促进全球卫生资源的合理利用，制定了合理用药的国际指标即 1993 年 WHO/DAP 与 INRUD 合作编写了主要适用于第三世界的《医疗单位合理用药调研方法与评价指标》（SDUIs），SDUIs 为基层医疗机构门诊药品的合理使用制定了系列调研指标，对评价和促进各国的合理利用卫生资源、控制医药费用过度增长有很大帮助。这些指标涉及处方行为、管理措施及处方消费金额等方面内容。

1. 处方指标

（1）每次就诊的处方药物平均品种数。

（2）处方药物使用非专利名（通用名称）的比例（%）。

（3）每百例次就诊使用抗菌药物的比例（%）。

（4）每百例次就诊使用针剂的比例（%，不含预防注射/计划免疫）。

（5）每百种处方用药中，基本药物或处方集药物的比例（%）。

2. 患者关怀指标

（1）每例患者接触处方者（医生）的平均时间。

（2）每例患者接触发药者（药师）的平均时间。

（3）每百种处方药物中，患者实得药物的数额（%）。

（4）药袋标示（姓名、药名、用法）完整的百分率。

（5）患者正确了解全部处方药物用法的百分率。

3.行政管理指标

（1）有无基本药物目录或处方集。

（2）有无临床治疗指南。

4.补充指标

（1）处方与临床指南符合的百分率。

（2）应诊而不使用药物治疗的百分率。

（3）每次就诊平均药费。

（4）抗菌药物占全部药费的百分率。

（5）针剂占全部药费的百分率。

（6）患者离开就诊单位后，对全部医疗照顾总体上表示满意的百分率。

（7）能获得非商业性药物信息的医疗单位比例（％）。

5.附加指标

（1）并用2种或2种以上抗菌药物的病例数。

（2）使用麻醉性镇痛药的病例数。

（3）用药医嘱完整的百分率。

（4）用药记录完整的百分率。

（5）医嘱用药兑现率。

（6）采用标准治疗方案的百分率。

（7）经适当细菌培养而静脉注射抗菌药物的百分率。

三、临床合理用药的指导思想与原则

（一）基于循证医学的临床合理用药

循证医学即慎重、准确及明智地应用当前所能获得的最好研究证据，结合临床医师本人的专业知识、技能及临床经验，同时尊重患者自身的意愿和实际情况，来确定患者的最佳治疗方案。因此，临床工作者在选用新的药物治疗方案对患者进行治疗时，可以循证医学作为指导，并通过患者的血药浓度和药物经济学对药物治疗方案的合理性进行评价，以确定此方案是否最佳。

（二）基于药物基因组学的临床合理用药

药物基因组学包括结构基因组学和功能基因组学。主要研究药物在机体内进行吸收、分布、代谢、消除时具有个体差异的基因特性，以及不同患者的基因不同所致的使用同一药物时具有不同的反应，其主要目标是提高药物的临床疗效和安全性。因此，临床医生必须遵循"个体化给药方案"，以便于对患者进行安全、有效的治疗。

（三）特殊人群的合理用药

特殊人群包括儿童、妊娠期妇女和老年人，由于这类患者特殊的生理原因，对其进行药物治疗时必须遵守严格的用药原则。

1.儿童用药的主要原则

（1）明确诊断，根据患者病情及个体差异，进行合理地选用药物，包括剂型、剂量及疗程，且不能滥用抗生素类药物。

（2）联合用药时要注意药物间的相互作用，选择药品品种不宜过多，且剂量适当。

（3）对于某些安全范围较窄的药物，要在监测下指导用药，避免发生不良反应。

（4）应严格按照医嘱给小儿用药。

2.妊娠期妇女用药的主要原则

（1）使用对胎儿无影响或影响小的药物。

（2）尽量使用单剂，减少联合用药。

（3）提倡使用疗效明确的老药，避免使用新药。

（4）可用小剂量时，尽量避免使用大剂量药物。

（5）必须用药时，尽量选用临床证明无致畸作用的 A、B 类药物，避免使用 C、D 类药物。

（6）如应用明确对胎儿有害的药物时，应先终止妊娠。

3.老年患者用药的主要原则

（1）尽量减少用药种类。

（2）遵循精简原则，即同一类药物可根据病情酌情选用一种。

（3）选择最佳的用药剂量和用药时间。

（4）慎用抗生素及镇痛类药物。

（5）注意老年患者的心理因素，以保证其用药的依从性。

第六章　药物配伍与临床用药指导

第一节　药物临床配伍变化

在临床治疗中，常将两种或多种药物（或其制剂）配伍在一起应用，主要是考虑用药的方便，避免频繁给药，以及为了提高药物疗效。实际上，有些配伍不但达不到预期目的，反而会带来对治疗不利的新问题。

配伍后，药物在理化性质或治疗效果上产生的变化，即为配伍变化。由于药物配伍的疗效变化，即药物在体内的相互作用已在《药理学》等专业课程有了专门介绍，本节着重介绍药物在体外配伍后的理化性质变化。本节内容包括固体药物成分在配制、生产和储存中的配伍变化，以及多种注射药物在输液中的配伍变化，同时介绍解决配伍问题的合理办法。

一、药物配伍的物理化学变化

药物配伍后的变化可分为物理变化和化学变化两种，主要包括物理状态、溶解性能、物理稳定性以及化学稳定性等配伍改变。

配伍的物理变化是指药物配伍时，发生了物理性质方面的改变。如果此种物理变化致使所得制剂不符合有关质量要求时，则属于配伍禁忌。例如，注射用头孢曲松钠在复方乳酸钠注射液（头孢曲松钠浓度 10g/L）中会快速产生沉淀；含树脂的醇性制剂在水溶液制剂中可致树脂析出；在胶浆剂等含保护胶体的制剂中加入高浓度乙醇或电解质，可使胶体制剂失去黏稠性；药用炭等吸附性较强的固体粉末与剂量较小的生物碱等配伍时，可因生物碱被吸附而在机体内释放不完全；醋酸可的松等微晶药物在水溶液中能逐渐聚结成大晶型等。物理配伍变化一般是外观上可见的变化，如果条件改变，也可使制剂恢复原状。

化学配伍变化是指药物配伍时，药物间发生了化学反应，使药物出现了不同程度的降解，甚至失效。化学变化一般表现为产生沉淀，出现明显的颜色变化，润湿或液化，产生气体，爆炸或燃烧等，但有些配伍药物在发生化学变化时，很难依据外观看出任何端倪来。但是，有些配伍是有意借助药物间的化学反应进行的，不应将其看作是配伍禁忌。

药物配伍禁忌往往是物理与化学变化相互交织而形成的，当然也会直接影响临床疗效。

数种药物配伍制成某一剂型的制剂后，在储存及使用过程中也可能会发生物理化学变化，进而影响药物的稳定性。如氨苄西林钠与药物水溶液配伍时，由于pH、温度等条件不同，氨苄西林降解的量是不同的，有时分解快，有时分解慢，只有在一定时间内其降解量达到一定程度（一般为超过 10%）后，临床就不能使用了。所以，判断药物配伍变化是否会影响药物含量、质量及临床治疗效果，需要具体问题具体分析。

药物配伍后出现的物理化学变化，可因药物所处的物理状态或剂型的不同而有所区别，但这些物理化学变化的基本机制是相近的。

（一）固体药物制剂的配伍变化

在固体状态下，药物配伍后出现的物理化学变化主要是在配伍后出现润湿、液化、硬结、变色、分解以及产生气体等现象。

1.润湿与液化

某些固体药物配伍时，发生润湿和液化，给制备或储存上带来困难，影响产品质量。造成润湿与液化的主要原因如下。

（1）药物间发生化学反应后生成的水

例如固体的酸类（如枸橼酸）与碱类（如碳酸氢钠）药物间在一定条件下反应而生成水，致使混合物润湿。

（2）放出的结晶水

含结晶水多的盐（如明矾）与其他药物（如醋酸铅）发生反应放出结晶水。

（3）吸湿

在室温下临界相对湿度较高的一些水溶性药物，混合后混合物的临界相对湿度降低，引湿性增强。如果空气中的相对湿度较高，则可出现润湿甚至液化。

（4）形成共熔物

薄荷脑、樟脑、萨罗、麝香草酚、苯酚等药物混合后会发生共溶现象，形成低共熔混合物。形成共溶物后对制剂的制备及产品质量有一定影响。但有些液体剂型常利用形成液化的共熔物来进行制备。有时，形成共熔物（如氯霉素与尿素）能促进一些药物（氯霉素）的溶解速率和吸收。

2. 结块

散剂、颗粒剂由于药物或辅料吸湿后又逐渐干燥会引起结块。出现结块说明制剂变质，有时会导致药物分解失效。

3. 变色

药物间发生氧化、还原、聚合、分解等反应时，产生带色化合物或发生颜色变化，这些现象在光照、高温及高湿的环境中反应更快。如含酚基化合物与铁盐作用，或受空气氧化都能出现颜色变化。

4. 产生气体

产生气体也是某些药物发生化学反应的结果之一。碳酸盐或碳酸氢盐与酸类药物配伍后放出 CO_2；铵盐与碱类药物混合也可产生气体，如溴化铵与强碱药物配伍可放出氨气。

（二）注射药物在输液中的配伍变化

注射药物在输液中的配伍变化是医务人员十分关心的用药安全性问题。药学专业人员在医院内积极推广和开展静脉药物配置工作，并对注射药物的配伍变化及其影响因素进行了长期实践和研究。

1. 注射药物的相容性

各种液体剂型的药物配伍变化，在临床上主要是指注射药物与输液间的相容性问题。注射给药在临床上有起效快，可减少用药次数，减轻患者痛苦，简化医疗和护理操作等优点，有时常将多种注射药物与输液配伍在一起输注，因此存在药物相容性的问题。就具体某一注射药物而言，其"药物相容性"内容包括药物与输液的相容性、多药在输液中的相容性、多药在注射器内混合的相容性和Y

形输液器中药物混合的相容性（1∶1 混合）。结果可用"可相容""不相容"和"？"进行描述。其中，药物与输液的"可相容"表示某一药物用指定输液稀释后，在一定条件（温度、光照、时间等）下储存，溶液未发生物理性状改变，该药物的化学性质保持稳定；药物与输液的"不相容"表示某一药物用指定输液稀释后，在一定条件下储存，溶液物理性状发生改变（指产生浑浊、沉淀、气体或颜色改变等），或者该药物的浓度明显降低；药物与输液的"？"表示某一药物用指定输液稀释后，在一定条件下储存，溶液物理性状发生瞬间改变（指产生浑浊、沉淀或颜色改变等），并迅速恢复澄清，该药物的化学性质保持稳定。输液中加药的相容性、多药在注射器内混合的相容性和 Y 形输液器中药物混合的相容性（1∶1 混合）结果可依此类推。

注射药物配伍后，主要表现为浑浊、沉淀、结晶、变色、水解、效价下降等物理化学变化。如注射用乳糖酸红霉素 250mg 与 2500ng/mL 肝素钠混合后 5 分钟内出现浑浊或沉淀。又如注射用盐酸甲硝唑 5g 与盐酸多巴胺 1g 在 5% 葡萄糖注射液或 0.9% 氯化钠注射液中混合后颜色变成黄色、棕色。24mg/mL 磷酸克林霉素注射液与 2mg/mL 氟康唑在 Y 形输液器中 1∶1 混合后立即产生沉淀。有的配伍肉眼并不能看出变化，如注射用头孢吡肟 4g/L 与氨苄西林钠 40g/L 在 5% 葡萄糖注射液中配伍，未见明显变化，但室温放置 1 小时，氨苄西林降解 10%，头孢吡肟降解 25%；5℃放置 2 小时，氨苄西林降解 9%，头孢吡肟降解 9%。

在水溶液中不稳定的一些药物，一般可将其制成粉末安瓿或加入一些稳定剂使其稳定。由于在静脉注射前需加入一些溶媒或将其加入输液中，有时可能与其他注射液混合，由于原有条件（如 pH）发生了变化，因而很可能变得不稳定。如注射用乳糖酸红霉素 1g/L 与 5% 葡萄糖氯化钠注射液混合后（pH 为 4.5）25℃放置 6 小时，红霉素降解 12%，放置 24 小时降解 33%。因为红霉素在 pH5 以下的酸性条件下不稳定，因此，其注射液宜维持在 pH5.5 以上，可避免红霉素降解。这种没有其他肉眼可见的变化，仅靠测定含量方可发现的药物降解情况，其所潜伏的临床危害往往很严重。

有些药物与输液配伍，或者两药物在输液或输液器中混合，虽然肉眼观察不到沉淀、颜色变化，但用微孔滤膜 - 显微镜及电子显微镜法有时可观察到大量的微粒或微晶。如头孢噻吩溶液在 pH4.9 时微粒达每升 12000 粒，pH8 时达每升 2800 粒。在 pH4.9 时微粒为片状无晶形沉淀物，在 pH6.9 时为结晶状物，在

pH7 ~ 8 时为 1 ~ 5μm 粒子。而在 pH6.9 以下出现的微粒具有黏性，可黏附在人体血管内壁，易引起局部刺激与静脉炎。这类问题已逐步得到医、药、护专业人员的重视。

2. 注射药物配伍变化的影响因素

注射药物在输液或输液器中产生的配伍变化，影响因素有很多，主要涉及以下几个方面。

（1）输液的组成

临床常用的输液有 5％葡萄糖注射液、10％葡萄糖注射液、0.9％氯化钠注射液、复方氯化钠注射液、5％葡萄糖氯化钠注射液，右旋糖酐 –70（右旋糖酐）注射液、复方乳酸钠注射液、10％果糖注射液、氨基酸注射液等，这些单糖、盐、高分子化合物的溶液一般比较稳定，常与注射药物配伍使用。

血液、甘露醇、脂肪乳剂等输液，由于性质特殊，临床上一般不宜与其他注射药物配伍。如血液不宜与注射药物配伍使用，因血液不透明，若产生沉淀或混浊时不易观察，加上血液成分极复杂，与药物的注射液混合后可能引起溶血、血球凝聚等现象。20％或 25％甘露醇注射液均为过饱和溶液，甘露醇在水中的溶解度（25℃）为 1 : 5.5，故 20％已经是饱和溶液，但一般不易析出结晶，如有结晶析出，可加温到 37℃使之完全溶解后应用。若在甘露醇溶液中加入氯化钾、氯化钠等溶液后，可析出甘露醇结晶。静脉注射用脂肪乳剂的油相直径在数微米以下，与其他注射药物配伍可能出现乳剂破裂、油相合并或凝聚等现象，破坏了乳剂的稳定性。

（2）输液与添加注射药物间的配伍变化

溶媒组成的改变：当乙醇、丙二醇、甘油等非水性溶媒溶解的注射药物加入输液（水溶液）中时，由于溶媒的改变而使药物溶解度下降，析出药物颗粒。如将含乙醇、甘油等的氯霉素注射液加入 5％葡萄糖注射液中，可见氯霉素析出。但当氯霉素在输液中的浓度低于 0.25％则无沉淀析出。

pH 改变：pH 对注射药物的稳定性影响很大，因为药物的分解速度与输液中的 [H$^+$] 有关。只有当药师对注射药物及输液的 pH 及其范围有了足够的了解，方能较好地协助临床用药。输液的 pH 是直接影响注射药物混合后 pH 的主要因素，各种输液有不同的 pH 范围，且范围比较宽，如葡萄糖注射液的 pH 为 3.2 ~ 5.5。当注射药物在输液中处于不适当的 pH 条件下，有时会产生药物沉淀或加速药物降解。例如，5%硫喷妥钠 10mL 加入 5%葡萄糖注射液 500mL 中则产生沉淀，就是因为 pH 下降导致的。乳糖酸红霉素 1g/L 在 0.9%氯化钠注射液中（pH 约 6.45）25℃放置 24 小时活性保持不变，若在 5%葡萄糖氯化钠注射液中（pH 约 5.5）25℃放置 24 小时降解 25%。

缓冲容量：指缓冲剂抵抗 pH 变化能力的大小。有的输液中含有一定缓冲容量的乳酸根、醋酸根等有机阴离子。在酸性溶液中沉淀的药物，在含有缓冲能力的弱酸溶液中也常会出现沉淀。如 5%硫喷妥钠 10mL 加入 500mL 的 0.9%氯化钠注射液或林格液中无变化，但在 5%葡萄糖注射液或含乳酸盐的葡萄糖注射液中则析出沉淀，这是由于混合后的 pH 下降，致使药物沉淀所致。

离子作用：有些离子，如乳酸根离子，能加速氨苄西林等药物的水解。氨苄西林钠 1g/L 在含乳酸钠的林格注射液中 25℃放置 24 小时后可分解 17%，在 0.133mol/L 乳酸钠溶液中 25℃放置 4 小时可分解 37%，而在同样 pH 的等渗氯化钠注射液中 24 小时则无变化。

直接反应：某些药物可直接与输液中一种成分反应。如在中性或碱性输液中，四环素与 Ca^{2+} 形成复合物而产生沉淀，但与复方氯化钠注射液配伍时不出现沉淀，因为此复合物在酸性下有一定溶解度。此外，四环素还能与 Fe^{2+} 形成红色，与 Al^{3+} 形成黄色，与 Mg_2^+ 形成绿色的复合物。

电解质的盐析作用：主要是对亲水胶体或蛋白质药物自液体中脱水或因电解质的影响而凝集析出。两性霉素 B 注射液与 0.9%氯化钠注射液配伍用后可因大量电解质的存在使胶体粒子凝聚，发生盐析作用而出现沉淀。因为两性霉素 B 的注射溶液为胶体分散的水溶液，只能加在 5%葡萄糖注射液中静脉滴注。

聚合反应：有些药物在溶液中可能形成聚合物。如 10%（g/mL）的氨苄西林浓储备液虽冷暗处放置，但期间 pH 稍有下降并出现变色，溶液变黏稠，甚至产生沉淀，这是因形成聚合物所致。有人认为，氨苄西林的聚合物与 6-氨基青霉酸相似，是引起青霉素变态反应的原因。

药物与蛋白质等人体中成分相结合：某些药物如青霉素与蛋白质能结合，并增加变态反应的可能，因此青霉素类药物是不宜加入蛋白质类输液中使用的。

（3）两种以上药物在输液中的配伍变化

临床常见将两种以上的注射液加入同一输液中混合后静脉滴注。与上一情况相比，两种以上药物在输液中的配伍稍复杂些，但和上述情况基本相似。

这类配伍变化，主要跟 pH 改变有关。由于每个注射药物的 pH 稳定范围不同，有时两药间的 pH 相差还较大，所以在输液中配伍时容易产生配伍变化。例如苯唑西林钠注射液的 pH 为 6.0～8.5，而盐酸四环素注射液的 pH 在 1.8～2.8。盐酸氯丙嗪注射液的 pH 为 3.0～5.0，与利奈唑胺注射液混合，溶液浊度立即增加。硫酸庆大霉素注射液的 pH 在 3.0～5.5，在 0.9% 氯化钠注射液中（浓度 160mg/L）pH 为 4.0～4.5，加入 pH 为 8.0～10.0 的氨苄西林钠注射液后（浓度 8g/L），室温放置 2 小时，庆大霉素降解 50°/h。

在输液中加入两种以上注射液，由于总体积增加而增加了药物溶解量，有时也不会出现沉淀。例如，氨茶碱注射液加于 5% 葡萄糖注射液（1g/L）时 pH 为 8.5，再加盐酸四环素（0.5g/L）则 pH 下降到 4.0，这是由于盐酸四环素中有缓冲剂维生素 C，pH 较低。氨茶碱在 pH8.0 以下是不稳定的，此混合液虽然在 12 小时内无沉淀产生，但溶液颜色变暗。

巴比妥类、磺胺类等有机酸类在水中难溶，制成钠盐则易配成溶液，如果与酸性注射药物配伍后，易因 pH 变化而产生沉淀。

两种以上药物在输液中的配伍变化既要考虑注射药物理化性质、pH，还要考虑各药物的浓度高低，以及所用输液的情况，既要观察可见的外观变化，也要考察药物活性情况即降解程度，方能对它们的相容性做出正确的判断。

此外，在注射药物配伍后，为了保证输注过程的安全、有效，实际操作中必须做到如下几点：①配伍后的注射剂应进行灯检，观察输液瓶中有无肉眼可见的配伍变化；②在滴注过程中，要注意观察配伍液瓶中是否有迟发的可见配伍变化；③注射剂配伍后应尽快输用，以免在放置过程中出现药物疗效下降、不良反应增加等不可见的配伍变化发生；④注射药物配伍操作应在 100 级洁净空气环境下进行；⑤注射剂配伍的稳定性试验必须按照临床实际配伍浓度进行，所用分析检测方法必须经过验证后确认其是可靠的。

（4）注射液附加剂引起的配伍变化

附加剂原是作为一种稳定剂，有防止主药氧化分解、助溶等作用。如果与其他药物配伍不当，往往与配伍的主药或附加剂产生配伍变化，直接影响主药的稳定性和疗效，甚至生成有害物质。在用药过程中，一般对主药间的配伍变化比较重视，而往往忽视主药与附加剂、附加剂与附加剂的配伍变化。因此，对附加剂在注射液配伍中的影响应予以高度重视。

亚硫酸盐：如葡醛内酯注射液含亚硫酸钠附加剂，可对抗配伍的维生素 K 的止血作用，延长凝血激酶的活化时间，阻碍尿激酶溶解纤维蛋白的活性，从而抑制血液的凝血过程。维生素 C 注射液中的亚硫酸盐可影响氨苄西林钠的稳定，混合后 2 小时，氨苄西林钠含量下降 15%。

碱性或酸性附加剂：氨茶碱注射液含碱性附加剂乙二胺，可使配伍的维生素 K3 分解析出黄色结晶沉淀，此外，它也可使多巴胺氧化变色，使尼可刹米水解为烟酸及乙二胺，出现浑浊。丝裂霉素 C 含有氨基苯醌、氨基甲酸酯及氮杂环丙烷 3 个组成部分，若配伍溶液碱性过强，氨基甲酸酯链可被水解，当配伍溶液偏酸性时，则发生杂环开环，当加入 5% 葡萄糖注射液或 5% 葡萄糖氯化钠注射液时，0.7 小时后其含量下降 16%。

碳酸盐：头孢拉定注射液常用氢氧化钠、精氨酸和碳酸钠作为中和剂，当与乳酸盐林格液及含钙离子的注射液配伍时，可生成碳酸钙沉淀而使溶液浑浊。

EDTA-2Na：细胞色素 C 注射液含一定量的金属络合剂 EDTA-2Na，当与铁盐溶液配伍时，EDTA-2Na 可络合铁离子，而铁离子又能催化维生素 C 分解，结果两药的降解量均增加。

聚山梨酯 80：当多巴胺注射液与维生素 K_1 注射液配伍静脉滴注时，后者可使多巴胺降效。这是因为维生素 K_1 注射液中含有聚山梨酯 80，后者含有的聚氧乙烯基可与配伍的多巴胺分子中的 2 个邻酚羟基形成氢键结合，从而使多巴胺降效。

（5）影响注射药物配伍变化的其他因素

除了前面提到的输液组成、添加药物、附加剂等对注射药物配伍变化的影响外，下列因素也可能分别是重要的影响因素之一。

配伍浓度：有些药物达到一定浓度时才出现沉淀，即需达到一定的配伍量。如重酒石酸间羟胺注射液与琥珀酸氢化可的松注射液，在 0.9% 氯化钠注射液或 5% 葡萄糖注射液中各为 100mg/L 时，溶液物理性状无变化。但当氢化可的松浓度达 300mg/L 与重酒石酸间羟胺达 200mg/L 时则出现沉淀。

配伍时间：许多药物在溶液中的反应需要一定的时间，有时很慢，甚至在配伍后几小时才出现沉淀等可见变化。如配伍后的输液随放置时间延长，出现配伍变化的概率增加。新鲜配制的输液，一般应在 4 小时内输完。

温度：药物的反应速度受温度影响很大，一般每升高 10℃，反应速度增加

2～3倍。通常在输液配制过程中，温度变化一般不大。输液应新鲜配制，及时输用。若需放置，应及时储于冷暗处，以防止因温度过高或时间过长而变质。

氧气与二氧化碳：有些药物注射液在安瓿内充有 N_2 等惰性气体，以防止药物氧化。有些药物如苯妥英钠、硫喷妥钠等注射液也受 CO_2 的影响，它们可吸收空气中的 CO_2，致使溶液 pH 下降而可能析出沉淀。

光照：有些药物如硝苯地平、两性霉素 B、呋喃妥因钠、磺胺嘧啶钠、维生素 B_2、四环素类、雌激素类对光比较敏感。硝苯地平、维 A 酸、两性霉素 B 等对光敏感的药物溶液应以黑纸或铝箔纸包裹避光储存，以免因光照而降解。

配伍顺序：部分药物注射液配伍后产生沉淀的现象，但若改变其配伍顺序则可能无此现象。如 1g 氨茶碱与 300mg 烟酸配伍，先将氨茶碱用输液稀释至 1000mL，再慢慢加入烟酸则可得到澄明的溶液，如将两种注射液先混合后稀释则析出沉淀。

原辅料纯度：有些药物注射液在配伍时所发生的异常变化，有时并不是因药物本身，而是由于原辅料含有杂质所导致的。例如，当氯化钠中含有微量的钙盐，与 2.5% 枸橼酸钠注射液配伍时，就容易产生枸橼酸钙的悬浮微粒而浑浊。当硫酸镁原料中含有少量的铝离子、铁离子时，配制的口服溶液易在放置过程中出现絮状沉淀，加入少量的 EDTA-2Na 可克服。中药注射液成分复杂，分子量大，亦含有未除尽的杂质，有时添有助溶剂、稳定剂，当与输液或其他注射液配伍时，当其溶媒和 pH 环境改变后，易出现浑浊、沉淀或降解等变化。

此外，还应考虑到注射剂中的附加剂与其他注射药物之间的配伍变比。而油性或混悬的药物注射液不宜与水性注射液配伍，以防分散不均匀，甚至分层。

3. 中药注射剂的配伍变化

中药注射剂是我国临床用药的一大特色。临床上常将中药注射剂加入输液中静脉滴注，有时与其他药物混合于输液中静脉滴注。中药注射剂与输液或其他药物配伍后，因 pH 变化、溶媒改变，而出现浑浊、沉淀、颜色改变及微粒数量增加等现象，可使药效降低，甚至发生不良反应。如 ≥25μm 较大微粒可引起血管栓塞，导致静脉炎和形成肉芽肿等不良反应。而 pH 改变可能是中药注射剂配伍变化的最主要原因。中药注射剂大多成分复杂，其所含成分在酸、碱不同的 pH 环境中的溶解度和稳定性不同，而药液的 pH 也各不相同，配伍后可能导致的 pH 变化，可加速中药各类成分发生水解、氧化、聚合、变色、降解等变化。而输液也可能影响助溶剂或稳定剂的性能，进而改变药物的溶解度，甚至引起中药成分的分解或沉淀。混合的药物越多，发生配伍禁忌的可能性越高。如双黄连注射液由金银花、黄芩、连翘等组成，化学成分复杂，当与 pH < 4 的注射液配伍后，易析出黄芩苷。因此，建议双黄连注射液应与 0.9% 氯化钠注射液或 pH 高于 4 的 5% 葡萄糖或 10% 葡萄糖注射液配伍。

强酸性中药尽量避免和碱性药物配伍。如葛根素注射液可与 10% 葡萄糖注射液、5% 葡萄糖注射液、5% 葡萄糖氯化钠等注射液配伍，但不宜与碳酸氢钠注射液配伍，容易导致葛根素含量下降，药液颜色变深。

复方氯化钠注射液（林格液）中所含离子过多，一般不主张其优先与中药注射剂配伍使用，但穿琥宁注射液、葛根素注射液、华蟾素注射液可与林格液配伍，室温 6 小时内 pH、外观、含量等均无明显变化。

有鉴于中药注射剂在配伍后的复杂变化，在临床中应谨慎使用，以保证安全。

4.注射药物配伍变化规则

根据注射药物的理化性质，可将其配伍变化用预测符号分为 AI、BI、AS、BS、N、C 和 P 共计 7 类。

其中，AI 类为水不溶性的酸性物质制成的盐，与 pH 较低的注射液配伍时易产生沉淀。如青霉素类、头孢菌素类、苯妥英钠和甲苯磺丁脲等。

BI 类为水不溶性的碱性物质制成的盐，与 pH 较高的注射液配伍时易产生沉淀。如乳糖酸红霉素、盐酸氯丙嗪、磷酸可待因、利血平和盐酸普鲁卡因等。

AS 类为水溶性的酸性物质制成的盐，其本身不因 pH 变化而析出沉淀。如维生素 C、氨茶碱、葡萄糖酸钙和甲氨蝶呤等。

BS 类为水溶性碱性物质制成的盐，其本身不因 pH 变化而析出沉淀。如盐酸去氧肾上腺素、硫酸阿托品、盐酸多巴胺、硫酸庆大霉素、盐酸林可霉素和马来酸氯苯那敏等。

N 类为水溶性无机盐或水溶性不成盐的有机物，其本身不因 pH 变化而析出沉淀，但可导致 AS、BI 类药物产生沉淀。前者如氯化钾、碳酸氢钠和氯化钠等，后者如葡萄糖、甘露醇等。

C 类为有机溶媒或增溶剂制成不溶性注射液，与水溶性注射剂配伍时，常由于溶解度改变而析出沉淀。例如，氢化可的松、氯霉素、维生素 K 和地西泮等。

P类为水溶性的具有生理活性的蛋白质，pH变化、重金属盐、乙醇等都影响其活性或使产生沉淀。例如，胰岛素、血管紧张素胺、玻璃酸酶、缩宫素和肝素钠等。

二、配伍禁忌的处理原则与方法

在临床用药中，要避免配伍禁忌，除了要熟练掌握所用药物的物理化学性质等知识外，应尽量做到用药前了解患者的用药史；用药简单，配伍合理；在静脉输液过程中，主动观察所用药物可能发生的不良变化并及时处理。如头孢唑林钠与庆大霉素配伍，易产生絮状物；双黄连与庆大霉素配伍，液体变浑浊；磷霉素与庆大霉素加在一起，虽外观无改变，但药物效价降低。

注射药物配伍后产生了明显的物理化学变化或明显的药物降解，亦即出现了不相容性配伍禁忌时，通常不能配伍使用。可将各药分开来先后注射，或建议医师换用其他注射药物或输液。当药物出现物理化学的配伍禁忌时，应按下述原则和方法进行处理。

（一）处理原则

首先，了解用药目的，发挥药物疗效，保证患者用药安全。在进行处方审查时，要明确用药对象的性别、年龄、病情、用药途径以及是否有并发症等。如果发现注射药物间存在配伍禁忌时，首先应与处方医师取得联系，讲明问题所在，及时调换药物。

其次，正确看待配伍问题。因为配伍禁忌是相对的，需要根据具体的患者对象与疾病条件来判定。除了要考虑用药目的和患者的基本情况和病情外，还需结合所配发药物的物理、化学和药理等性质来分析可能产生的不利的配伍变化，同时全面地审查药物的剂量、配发数量、服用方法等，并与处方医师共同确定解决配伍禁忌的方法，这样药物制剂能在特定的患者条件下，既能使用方便，又能更好地发挥疗效。

最后，注意排除部分因素对配伍结果的影响和干扰，如注射药物浓度和环境温度等。在进行配伍试验观察时，除了考虑临床上一般实际使用浓度外，还应考虑可能用到的高浓度，如氨苄西林一般是每日2g或每日3g静脉滴注，但遇到严重感染也会用到7g或更高，应以较高浓度进行配伍观察；而配伍温度则应接近临床实际，作试验观察时，应设定温度范围，如最高和最低温度，以适应我国地域辽阔的特点。

（二）处理方法

疗效方面的配伍禁忌，必须在了解医师用药意图后，经讨论后加以矫正和解决。但物理的或化学的配伍禁忌的一般可依据上述的原则按下述方法进行。

1. 注意储存条件

患者在使用某些药物的过程中，由于储存条件如温度、空气、二氧化碳、水、光线等影响会加速变色、沉淀或分解，故应在密闭及避光的条件下储存。因此，在配发药物时，应交代患者在用药过程中按照说明书要求将药物储存于适宜的条件下，方能保证药品质量。

2. 变换调配次序

在溶液制剂的生产过程中，调配次序有时能影响成品的质量。而变换调配次序有时可克服一些不利的配伍变化。例如，苯甲醇与三氯叔丁醇各 0.5% 在水中配伍时，若三氯叔丁醇先在冷水中溶解，则配伍速度很慢；若改为先与苯甲醇混合，再加入注射用水，则配伍非常容易。又如，将聚山梨酯 80 与维生素 A 棕榈酸酯制成溶液剂，若先将聚山梨酯 80 与水混合溶解后，再加入维生素 A 棕榈酸酯则几乎不溶，无法制成溶液剂；但若将维生素 A 棕榈酸酯先与聚山梨酯 80 混合，再加水稀释，则能很好溶解。

3. 改变溶媒或添加助溶剂

改变溶媒是指改变溶媒量或使用混合溶媒。此法常用于防止或延缓溶液剂的沉淀析出或分层。

加入的药物量若超过溶解度，就会在溶媒中析出药物沉淀，这时常需增加溶媒量或添加助溶剂。制备硼酸醇滴耳液时，因硼酸需在热水中溶解，冷水中易析出，因而常加入乙醇作为助溶剂。而复方水杨酸滴耳液中加有 20% 甘油，除了可增加黏性，还有一定的助溶作用，因为甘油的溶解力介于水与乙醇间，且对苯酚、水杨酸和硼酸等有较大溶解力，故常加于水性制剂中。丙二醇的配伍性质类似于甘油，可在一些制剂中代替甘油使用。

4. 调整溶液的 pH

一方面，$[H^+]$ 改变能影响很多微溶性药物溶液的稳定性。如巴比妥酸盐、磺胺盐、青霉素盐等阴离子药物，$[H^+]$增加到一定程度时，可析出游离酸。同样，如生物碱类及碱性抗生素等阳离子药物，当$[H^+]$降低到一定程度时能析出游离碱。锌、铝等多价可溶性金属盐，可因溶液中$[H^+]$的下降而生成难溶性氢氧化物或碱性物。另一方面，由于$[H^+]$的改变，可使一些药物的氧化、水解或降解等作用加速或延缓。所以，在药物配伍过程中，尤其是注射药物，根据需要准确控制 pH，是防止一些解离度较小的药物产生沉淀的一个重要手段。

5. 调换有效成分或改变药物剂型

对于存在配伍禁忌的注射药物，在征得医师同意的情况下，可调换药物成分，但其疗效应与原药相近，用法也尽量一致。例如，烟酰胺与维生素 C 存在配伍问题，可用烟酸代替烟酰胺。

有些配伍禁忌，甚至需改变剂型后方能克服。如将碱式硝酸铋与碳酸氢钠等制成溶液剂，碱式硝酸铋在水中可慢慢水解生成硝酸，与碳酸氢钠反应产生二氧化碳，若将碱式硝酸铋与碳酸氢钠制成散剂，分别包装服用，则可避免。

6. 添加稳定剂

当在维生素 B_{12} 的醋酸盐缓冲液（pH4.8）中添加维生素 C，维生素 B_{12} 随着维生素 C 的降解，维生素 B_{12} 的量也下降。若在 pH3.5～5.3 范围内，选择合适的卤盐（如 $Cl^- < Br^- < I^-$ 的钾、镁、钙盐），随着卤素离子浓度和原子数增加，在室温 48 小时内维生素 B_{12} 和维生素 C 保持稳定。

第二节　用药指导

用药指导是指药师根据药物的药理毒理、适应证、给药途径、用法用量、不良反应、配伍禁忌、注意事项等内容，结合患者疾病和身体实际情况，给予患者正确给药、安全用药的事先指导或安全提示。本节针对不同给药途径药物制剂的用药指导情况进行叙述。

一、注射剂的用药指导

注射剂临床应用时均以液体状态直接注射入人体的组织、血管或器官内。所以作用迅速可靠，不受 pH、酶、食物等影响，无首过效应，可发挥全身或局部作用，适用于不宜口服的药物和不能口服的患者，但注射剂研制和生产过程复杂，安全性及机体适应性差，成本较高。按药物性状可分为液体和固体，即我们常说的水针和粉针，按给药方法可以分为：皮内注射、皮下注射、肌内注射、静脉注射、动脉内注射及其他（心内注射、关节内注射、鞘内注射等）。静脉注射尤其适用于临床急救以及危重患者的抢救。注射给药一般由医护人员执行，所以用药指导既要面向患者也要面向医务人员。

注射剂虽然有许多优势，但也有其不足。首先，相对于口服给药，注射是有创的给药途径，在用药过程中可能有局部疼痛、静脉炎、静脉栓塞、漏液导致的皮下组织损伤；其次，用药过程中可能因为药液污染而致感染，特别是大容量静脉注射，可能导致菌血症和脓毒血症等；此外就是患者不能自行用药，要在医疗机构执行，加大医务人员工作量，也加重患者经济负担。因此，对于医生，应严格掌握注射剂的用药指征，原则上能口服不注射，能肌内注射不静脉注射；尽量采用序贯疗法，危急时静脉给药，缓解后改口服治疗；注意药液配伍安全，禁止有配伍禁忌的药物混合给药。对于护士，应严格执行无菌操作技术要求，避免药液、注射器、输液器等相关装置被细菌污染，操作准确细致，减轻患者痛苦，加强巡视，监护药液性状和输注速度。对于患者及家属，加强注射剂的风险宣教，让公众尊重医生根据病情用药，避免向医生要求输液，特别是儿童家长。向患者介绍输液器的各个部位的作用和使用方法，告知患者注射过程中可能出现的问题及处置办法，如：输注过程中静脉穿刺点肿，立即关闭药液，按铃向护士站报告；发现药液变色、有异物或药液已滴完，应立即关闭药液，按铃向护士站报告；输注过程中出现心悸、胸闷、气促、憋喘、头晕、眼前发黑、冒汗、虚脱等，可能出现药物不良反应，应立即关闭药液，按铃向护士站报告。

二、皮肤给药的用药指导

（一）软膏剂、乳膏剂

应用软膏和乳膏剂时宜注意以下情况。

（1）涂敷前将皮肤清洗干净。

（2）对有破损、溃烂、渗出的部位一般不要涂敷。如急性湿疹，在渗出期采用湿敷方法可收到显著的疗效，若用软膏反可使炎症加剧，渗出增加。对急性无渗出性糜烂则宜用粉剂或软膏。

（3）涂布部位有烧灼或瘙痒、发红、肿胀、出疹等反应，应立即停药，并将局部药物洗净。

（4）部分药物，如尿素，涂后采用封包（即用塑料膜、胶布包裹皮肤）可显著地提高角质层的含水量，封包条件下的角质层含水量可由 15% 增至 50%，增加药物的吸收，亦可提高疗效。

（5）涂敷后轻轻按摩可提高疗效。

（6）不宜涂敷于口腔、眼结膜。

（二）透皮贴剂

使用透皮贴剂时宜注意以下几方面。

（1）用前将所要贴敷部位的皮肤清洗干净，并稍稍晾干。

（2）从包装内取出贴片，揭去附着的薄膜，但不要触及含药部位。

（3）贴于皮肤上，轻轻按压使之边缘与皮肤贴紧，不宜热敷。

（4）皮肤有破损、溃烂、渗出、红肿的部位不要贴敷。

（5）不要贴在皮肤的皱褶处、四肢下端或紧身衣服底下。

应注意的是，目前的透皮贴剂有两种，一是作用于局部，可以直接贴患处，一般每日 1 贴；另一种是通过透皮吸收作用于全身的，如芬太尼透皮贴，用于癌痛止痛，应贴在锁骨下或上臂非刺激的平整表面，通过透皮吸收后而发挥止痛作用，而非贴在痛处，每贴可以持续 72 小时。

三、黏膜给药的用药指导

人体黏膜分布广，不同部位各有其特点，如口腔用、眼用、鼻用、耳用、直肠用、阴道用，故其药物剂型多，给药方法不尽相同。

（一）含漱剂

含漱剂多为水溶液，使用时宜注意以下方面。

（1）含漱剂中的成分多为消毒防腐药，含漱时不宜咽下或吞下。

（2）对幼儿及恶心、呕吐者不宜含漱。

（3）按说明书的要求稀释浓溶液。

（4）含漱后不宜马上饮水和进食，以保持口腔内药物浓度。

（二）滴眼液

使用滴眼液时宜注意以下情况。

（1）清洁双手，将头部后仰，眼向上望，用示指轻轻将下眼睑拉开成一钩袋状。

（2）将药液从眼角侧滴入眼袋内，1次滴1～2滴。滴药时应距眼睑2～3cm，勿使滴管口触及眼睑或睫毛，以免污染。

（3）滴后轻轻闭眼1～2分钟，用药棉或纸巾擦拭流溢在眼外的药液。

（4）用手指轻轻按压眼内眦，以防药液分流降低眼内局部药物浓度及药液经鼻泪管流入口腔而引起不适。

（5）若同时使用两种药液，宜间隔10分钟。

（6）若滴入阿托品、氢溴酸毒扁豆碱、硝酸毛果芸香碱等有毒性的药液，滴后应用棉球压迫泪囊区2～3分钟，以免药液经泪道流入泪囊和鼻腔，经黏膜吸收后引起中毒反应，对儿童用药时尤应注意。

（7）一般先滴右眼后滴左眼，以免用错药，如左眼病较轻，应先左后右，以免交叉感染。角膜有溃疡或眼部有外伤、眼球手术后，滴药后不可压迫眼球，也不可拉高上眼睑。

（8）如眼内分泌物过多，应先清理分泌物，再滴入或涂敷，否则会影响疗效。

（9）滴眼液不宜多次打开使用，如药液出现浑浊或变色时，切勿再用。

（10）白天宜用滴眼液滴眼，反复多次，临睡前应用眼膏剂涂敷，这样附着眼球时间长，利于保持夜间的局部药物浓度。

（三）眼膏剂

使用眼膏剂时，宜按下列步骤操作。

（1）清洁双手，用消毒的剪刀剪开眼膏管口。

（2）头部后仰，眼向上望，用示指轻轻将下眼睑拉开成一袋状。

（3）压挤眼膏剂尾部，使眼膏呈线状溢出，将约 1cm 长的眼膏挤进下眼袋内（如眼膏为盒装，将药膏抹在玻璃棒上涂敷于下眼睑内），轻轻按摩 2 ~ 3 分钟以增加疗效，但注意眼膏管口不要直接接触眼或眼睑。

（4）眨眼数次，尽量使眼膏分布均匀，然后闭眼休息 2 分钟。

（5）用脱脂棉擦去眼外多余药膏，盖好管帽。

（6）多次开管和连续使用超过 1 个月的眼膏不要再用。

（四）滴耳液

滴耳液主要用于耳道感染或疾患。如果耳聋或耳道不通，不宜应用。耳膜穿孔者也不要使用滴耳液。

（1）将滴耳液用手捂热以使其接近体温。

（2）头部微向一侧，患耳朝上，抓住耳垂轻轻拉向后上方使耳道变直，一般一次滴入 5 ~ 10 滴，每日 2 次，或参阅药品说明书的剂量。

（3）滴入后稍事休息 5 分钟，更换另耳。

（4）滴耳后用少许药棉塞住耳道。

（5）注意观察滴耳后是否有刺痛或烧灼感。

（6）连续用药 3 天患耳仍然疼痛，应停止用药，及时去医院就诊。

（五）滴鼻液

鼻除其外部为皮肤所覆盖外，鼻腔和鼻窦内部均为黏膜覆被，鼻腔又深又窄，所以滴鼻时应头往后仰，适当吸气，使药液尽量达到较深部位。另外，鼻黏膜比较娇嫩，滴鼻液必须对黏膜没有或仅有较小的刺激。

（1）滴鼻前先呼气。

（2）头部向后仰，倚靠椅背，或仰卧于床上，肩部放一枕头，使头部后仰。

（3）对准鼻孔，瓶壁不要接触到鼻黏膜，1 次滴入 2 ~ 3 滴，儿童 1 ~ 2 滴，每日 3 ~ 4 次或间隔 4 ~ 6 小时 1 次。

（4）滴后保持仰位 1 分钟，后坐直。

（5）如滴鼻液流入口腔，可将其吐出。

（6）过度频繁用药或延长使用时间可引起鼻塞症状的反复。连续用药 3 天以上，症状未缓解应向执业医师咨询。

（7）同时使用几种滴鼻液时，首先滴用鼻腔黏膜血管收缩剂，再滴入抗菌药物。

（8）含毒剧药的滴鼻液尤应注意不得过量，以免引起中毒。

（六）栓剂

栓剂因施用腔道的不同，分为阴道栓、直肠栓。

1. 阴道栓

应用阴道栓时宜注意以下几点。

（1）洗净双手，除去栓剂外封物。如栓剂太软，则应将其带着外包装放在冰箱的冷冻室或冰水中冷却片刻，使其变硬，然后除去外封物，放在手中捂暖以消除尖状外缘。用清水或水溶性润滑剂涂在栓剂的尖端部。

（2）患者仰卧床上，双膝屈起并分开，可利用置入器或戴手套，将栓剂尖端部向阴道口塞入，并用手以向下、向前的方向轻轻推入阴道深处。置入栓剂后患者应合拢双下肢，保持仰卧姿势约 20 分钟。

（3）在给药后 1 ~ 2 小时内尽量不排尿，以免影响药效。

（4）应于入睡前给药，以便药物充分吸收，并可防止药栓遇热溶解后外流，月经期停用，有过敏史者慎用。

2. 直肠栓

应用时要依次进行。

（1）栓剂基质的硬度易受气候的影响而改变，在夏季，炎热的天气会使栓剂变得松软而不易使用，应用前宜将其置入冰水或冰箱中 10 ~ 20 分钟，待其基质变硬。

（2）剥去栓剂外裹的铝箔或聚乙烯膜，在栓剂的顶端蘸少许液状石蜡、凡士林、植物油或润滑油。

（3）塞入时患者取侧卧位，小腿伸直，股（大腿）部向前屈曲，贴着腹部，儿童可趴伏在大人的下肢上。

（4）放松肛门，把栓剂的尖端插入肛门，并用手指缓缓推进，深度距肛门口幼儿约 2cm，成人约 3cm，合拢双下肢并保持侧卧姿势 15 分钟，以防栓剂被压出。

（5）用药前先排便，用药后 1 ~ 2 小时内尽量不排大便（刺激性泻药除外）。因为栓剂在直肠的停留时间越长，吸收越完全。

（6）有条件的话，在肛门外塞一点脱脂棉或纸巾，以防基质熔化漏出而污染衣被。

四、吸入剂的用药指导

吸入给药是目前慢性阻塞性肺病、哮喘及过敏性鼻炎的重要给药途径，通过口腔、鼻腔吸入给药，使气道局部药物覆盖良好，有低剂量、高效、迅速和安全的特点。常用的吸入制剂有压力定量气雾剂和干粉剂。

（一）压力定量气雾剂

压力定量气雾剂的正确操作步骤如下。

（1）打开喷口的盖，将气雾剂用力摇匀。

（2）轻轻地呼气直到不再有空气可以从肺内呼出。

（3）将喷口放入口内，并合上嘴唇含着喷口，用口深深地、缓慢地吸气，同时按下药罐将药物释出，并继续深吸气。

（4）屏息 10 秒，或在没有不适的感觉下尽量屏息久些，然后才缓慢呼气。

（5）10 分钟后用温水清洗口腔或用 0.9％氯化钠注射液漱口，喷雾后及时擦洗喷嘴。

（二）粉雾剂

目前粉雾剂的给药装置较多，常见的吸入器、准纳器的操作步骤如下。

1. 粉雾剂吸入的正确操作步骤

（1）旋松保护盖并拔出。

（2）握住瓶身，垂直竖立，将底座朝某一方向充分旋转后再转回，当听到"咔嗒"一声时，表示一次剂量的药粉已经装好。

（3）呼气，不可对着吸嘴呼气。

（4）将吸嘴置于牙间，用双唇包住吸嘴。

（5）用力深吸气，然后将都保从口中拿出，继续屏气 5 ~ 10 秒。

（6）将都保从嘴边拿开，然后呼气。

（7）盖好保护瓶盖。

（8）用温水清洗口腔或用 0.9%氯化钠注射液漱口，喷雾后及时擦洗喷嘴。

2. 准纳器正确操作步骤

（1）打开：用一只手握住外壳，另一只手的拇指放在手柄上，向外推动拇指直至完全打开。

（2）推开：向外推动滑动杆发出"咔嗒"声，一个标准剂量的药物已备好以供吸入，尽量呼气，但切记不要将气呼入准纳器中。

（3）吸入：将吸嘴放入口中，深深地平稳地吸入药物，将准纳器从口中拿出，继续屏气约 10 秒钟，缓慢恢复呼气。

（4）关闭：关闭准纳器，将拇指放在手柄上，往后拉手柄，发出咔嗒声表示准纳器已关闭，滑动杆自动复位，准纳器又可用于下次吸药时使用。

（5）用温水清洗口腔或用 0.9%氯化钠注射液漱口，喷雾后及时擦洗喷嘴。

3. 药粉吸入器

（1）吸入装置相对比较复杂，包括：①防尘帽；②吸嘴；③基托；④刺孔按钮；⑤中央储药腔。

（2）正确的使用步骤：①向上拉打开防尘帽，然后打开吸嘴。②从泡状包装中取出 1 粒胶囊（只在用前即刻取出），将其放入中央储药腔中，无论以何种方式放置胶囊均可。③用力合上吸嘴直至听到一声咔嗒声，保持防尘帽敞开。④手持装置使吸嘴向上，将绿色刺孔按钮完全按下一次，然后松开，这样可在胶囊上刺出许多小孔，当您吸气时药物便可释放出来。⑤完全呼气（先作 1 次深呼吸）。注意：无论何时都应避免呼气到吸嘴中。⑥举起装置放在嘴上，用嘴唇紧紧含住吸嘴，保持头部垂直，缓慢地深吸气，其速率应足以能听到胶囊振动。吸气到肺部全充满时，尽可能长时间地屏住呼吸，同时从嘴中取出装置，重新开始正常呼吸。重复步骤⑤和⑥1 次，胶囊中的药物即可完全吸出。⑦再次打开吸嘴，倒出用过的胶囊并弃之。关闭吸嘴和防尘帽，将装置保存起来。⑧用温水清洗口腔或用 0.9%氯化钠注射液漱口，喷雾后及时擦洗喷嘴。⑨每月清洁 1 次装置。打开防尘帽和吸嘴，然后向上推起刺孔按钮打开基托，用温水全面淋洗吸入器以除去粉末，保持防尘帽、吸嘴和基托敞开，置空气中晾干，需 24 小时。

参考文献

[1] 林彬，周齐艳 . 临床医学概论 [M]. 广州：世界图书出版广东有限公司，2020.

[2] 朱秋平，洪欢山，罗玉龙 . 临床医学概论 [M]. 长春：吉林科学技术出版社，2020.

[3] 李玲，黄金珠，陈喜苹 . 诊断学 [M]. 郑州：河南科学技术出版社，2020.

[4] 汤之明，邓雪松，邵春芬 . 诊断学 [M]. 武汉：华中科技大学出版社，2019.

[5] 劳斌章，林文河 . 诊断学基础 [M]. 天津：天津科学技术出版社，2020.

[6] 闫磊，孙凯，李福娟 . 基础医学概论 [M]. 昆明：云南科技出版社，2020.

[7] 黄春，叶颖俊 . 基础医学概论 [M]. 武汉：华中科技大学出版社，2020.

[8] 薛宏伟，高健群 . 临床医学概论 [M].3 版 . 北京：人民卫生出版社，2020.

[16] 吴新荣，杨敏 . 药师处方审核培训教材 [M]. 北京：中国医药科技出版社，2019.

[17] 吴正红，祁小乐 . 药剂学 [M]. 北京：中国医药科技出版社，2020.

[18] 杨红梅 . 药剂学 [M]. 天津：天津科学技术出版社，2020.

[19] 王振霞，谢程，王丽军 . 现代药剂学 [M]. 南昌：江西科学技术出版社，2018.

[20] 李桂茹 . 药剂科管理规范与操作常规 [M]. 北京：中国协和医科大学出版社，2018.

[21] 李焕德 . 临床药学 [M].2 版 . 北京：中国医药科技出版社，2020.

[22] 韩淑兰 . 临床药学实践 [M]. 汕头：汕头大学出版社，2019.

[23] 徐峰 . 临床药学实践指导 [M]. 北京：科学出版社，2020.

[24] 刘则宗 . 药学基础与临床应用 [M]. 沈阳：沈阳出版社，2020.

[25] 张健 . 静脉药物临床应用药学监护 [M]. 北京：人民卫生出版社，2021.

[26] 粟慧玲，郭建平，汪洋，等 . 实用药学基础与临床应用 [M]. 哈尔滨：黑龙江科学技术出版社，2018.

[27] 阙全程 . 临床药学高级教程 [M]. 中华医学电子音像出版社，2021.

[28] 李歆 . 临床药学服务质量评价与管理策略 [M]. 北京：人民卫生出版社，2018.

[29] 马国，蔡卫民，许杜娟 . 临床药学导论 [M]. 北京：科学出版社，2017.

[30] 喻维新，赵汉臣，张晓东 . 药师手册 [M].4 版 . 北京：中国医药科技出版社，2019.

[31] 汤静，吴越 . 妇产科临床药师实用手册 [M]. 上海：复旦大学出版社，2021.

[32] 张石革 . 药店药师常见病用药指导手册 [M]. 中国医药科学技术出版社，2020.

[33] 孟胜男 . 药剂学 [M]. 上海：上海科学技术出版社，2011.

[34] 郑丽亚，董劼，李菲菲，等 . 药剂学新进展 [M]. 北京：科学技术文献出版社，2017.

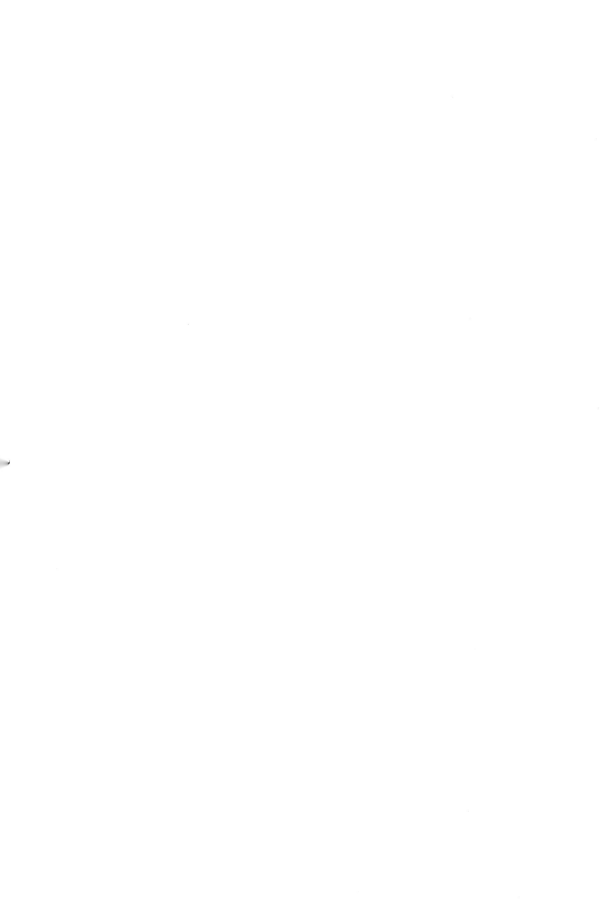